経営脳 VS 職人脳

TOP1%の歯科医院の企業戦略

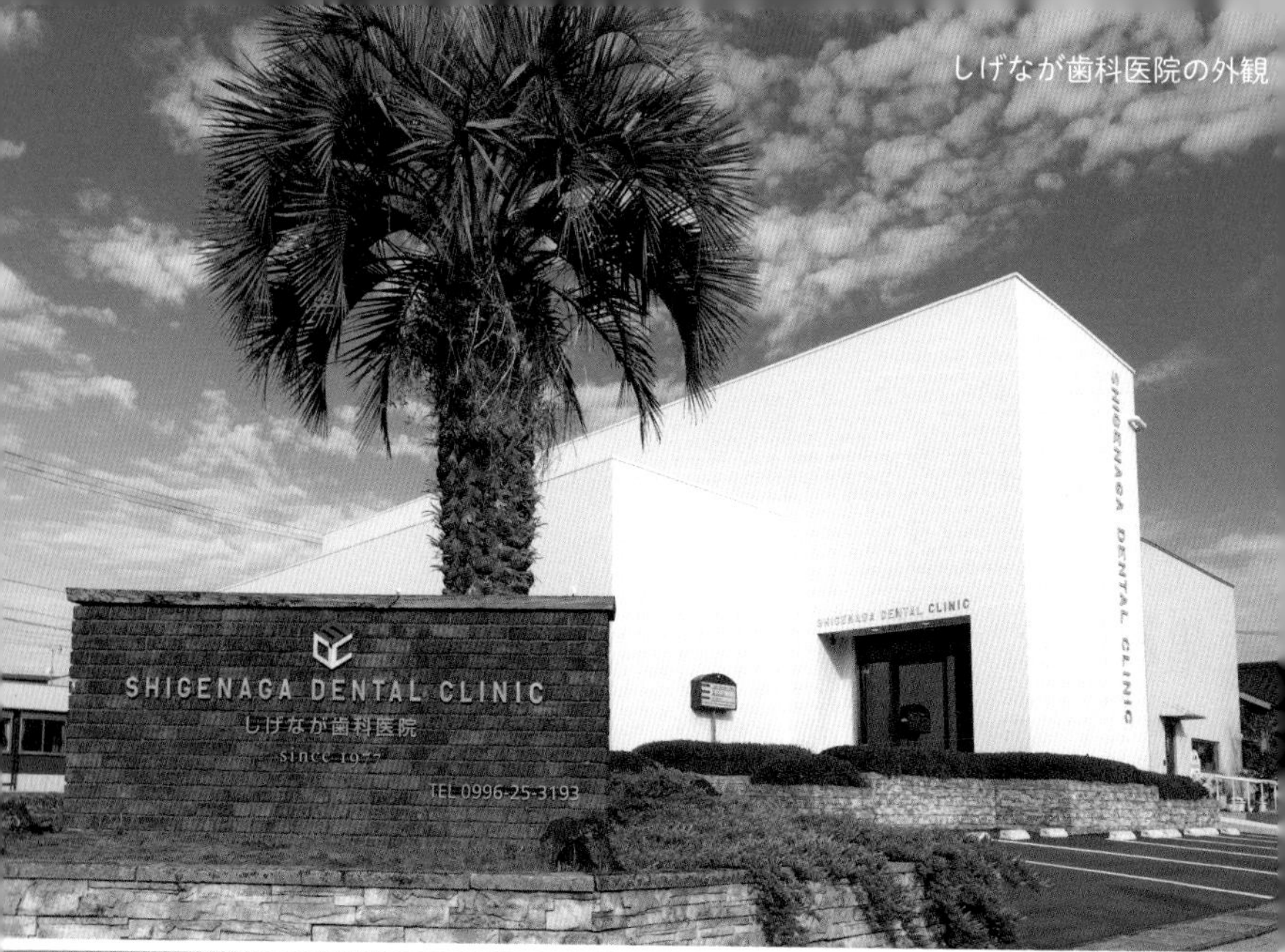

しげなが歯科医院の外観

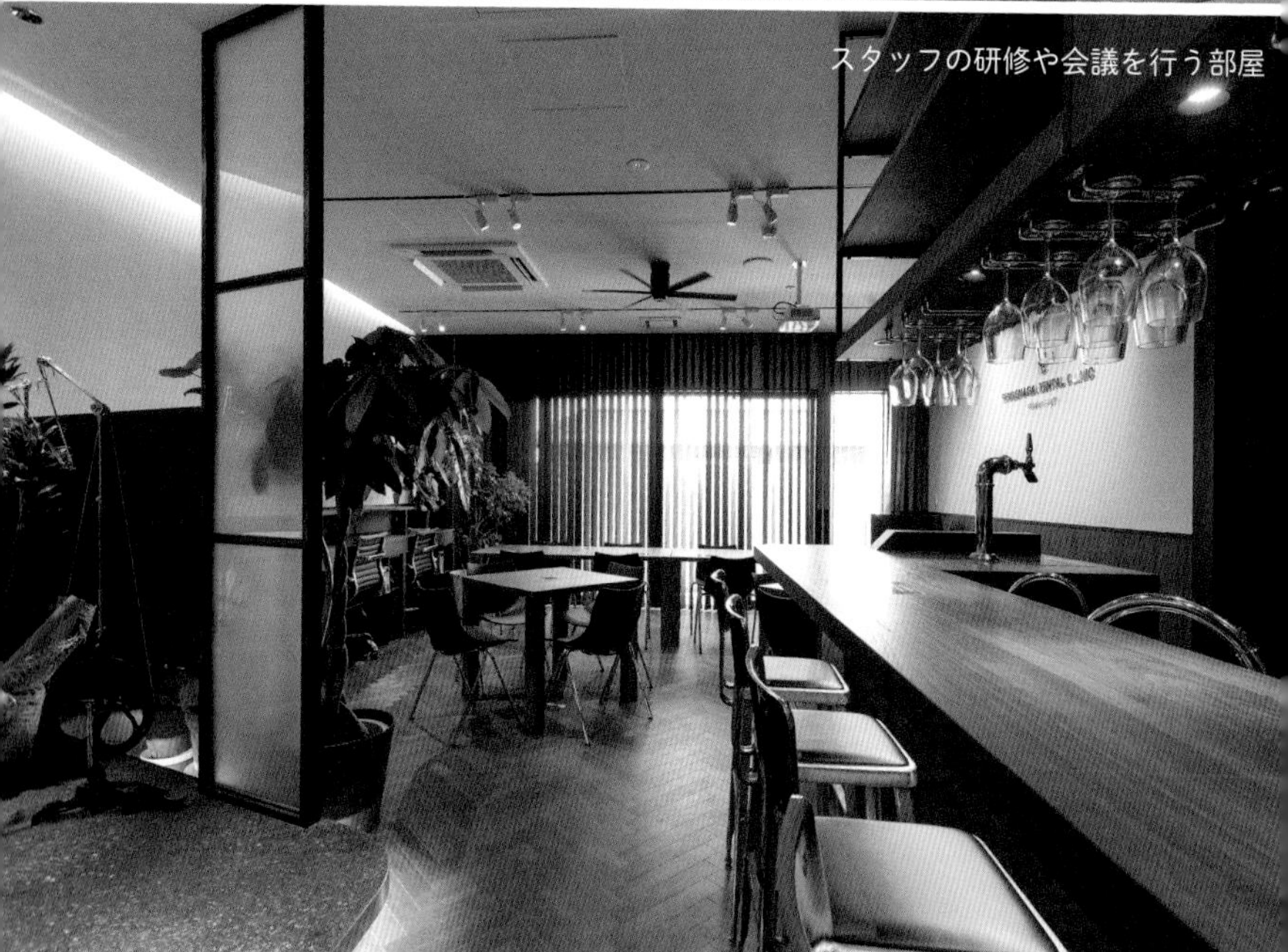
スタッフの研修や会議を行う部屋

しげなが歯科医院
〒895-0012 鹿児島県薩摩川内市平佐1丁目135番地
電話:0996-25-3193

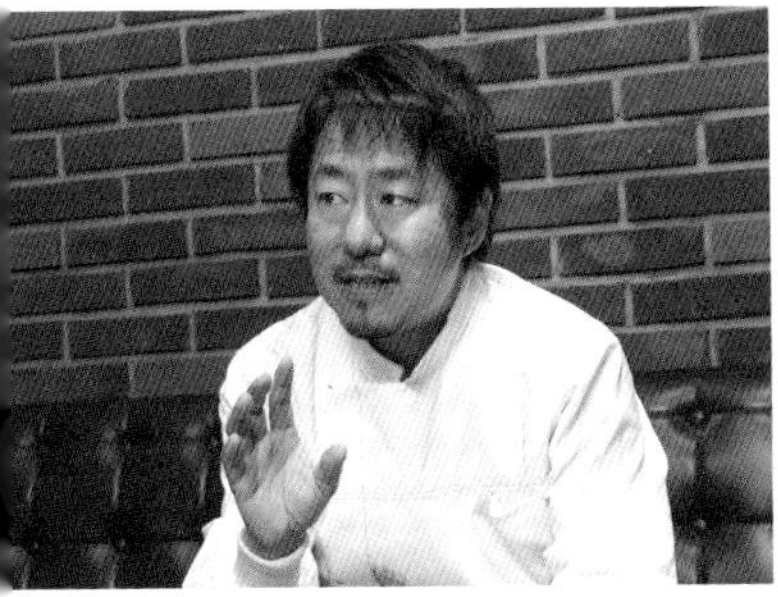

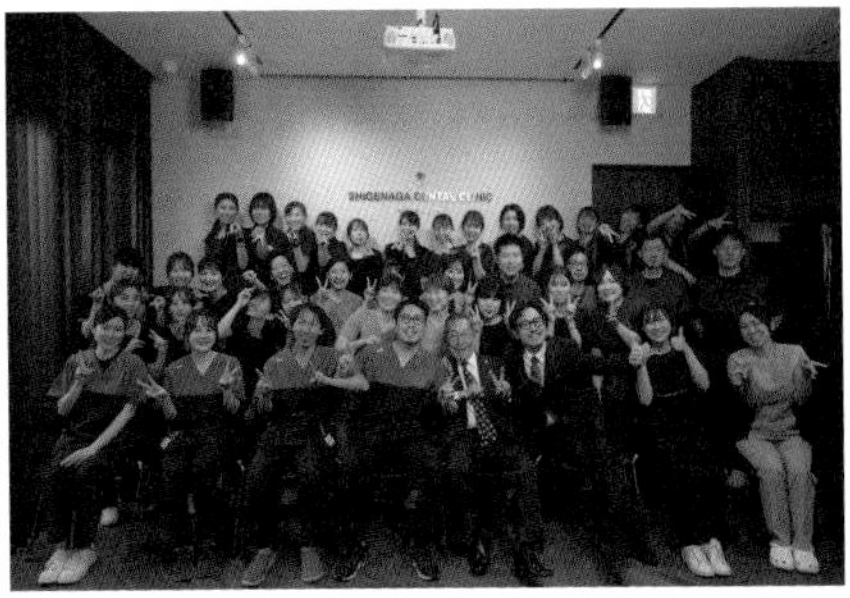

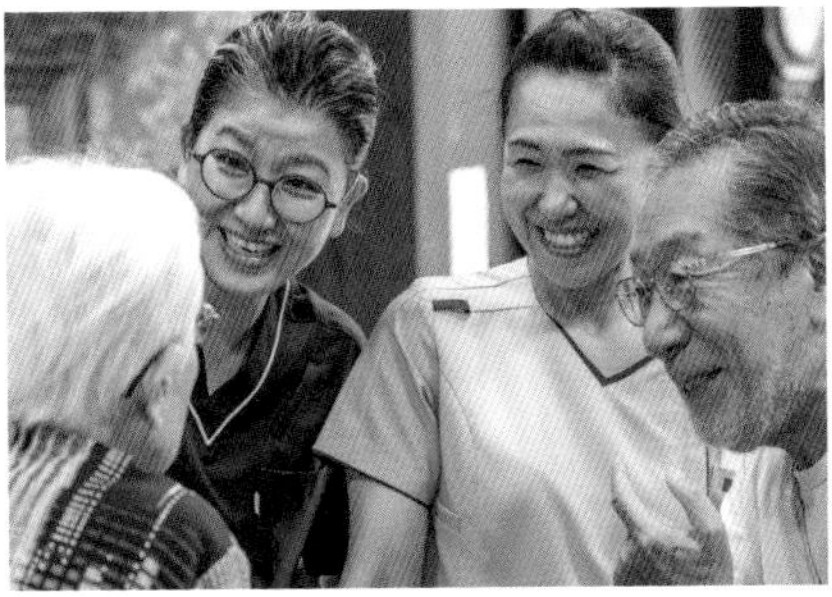

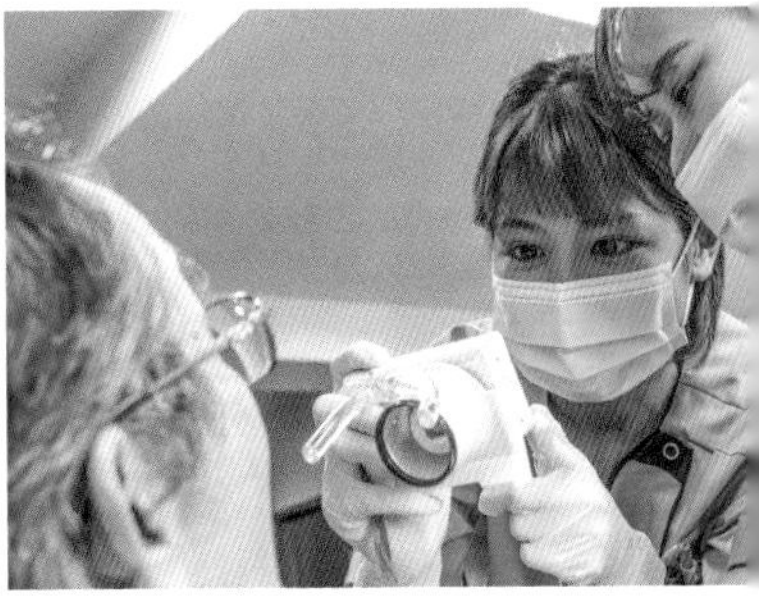

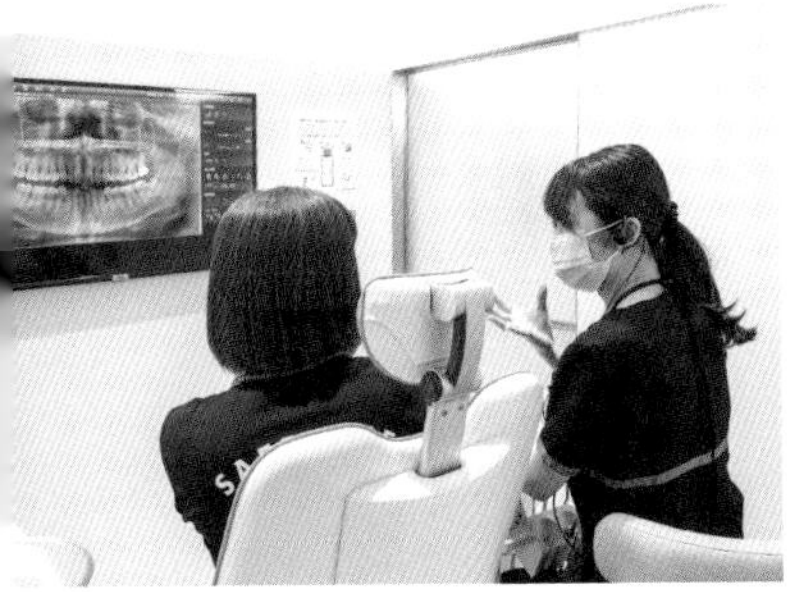

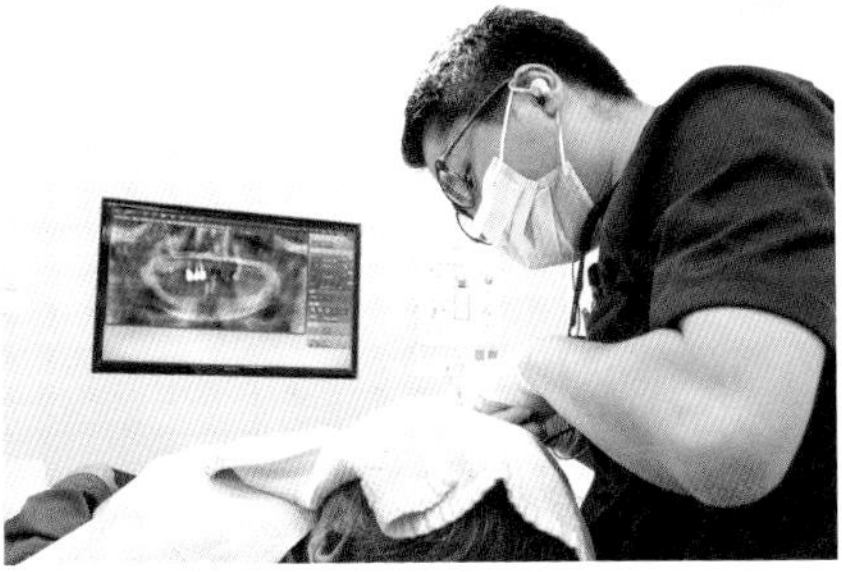

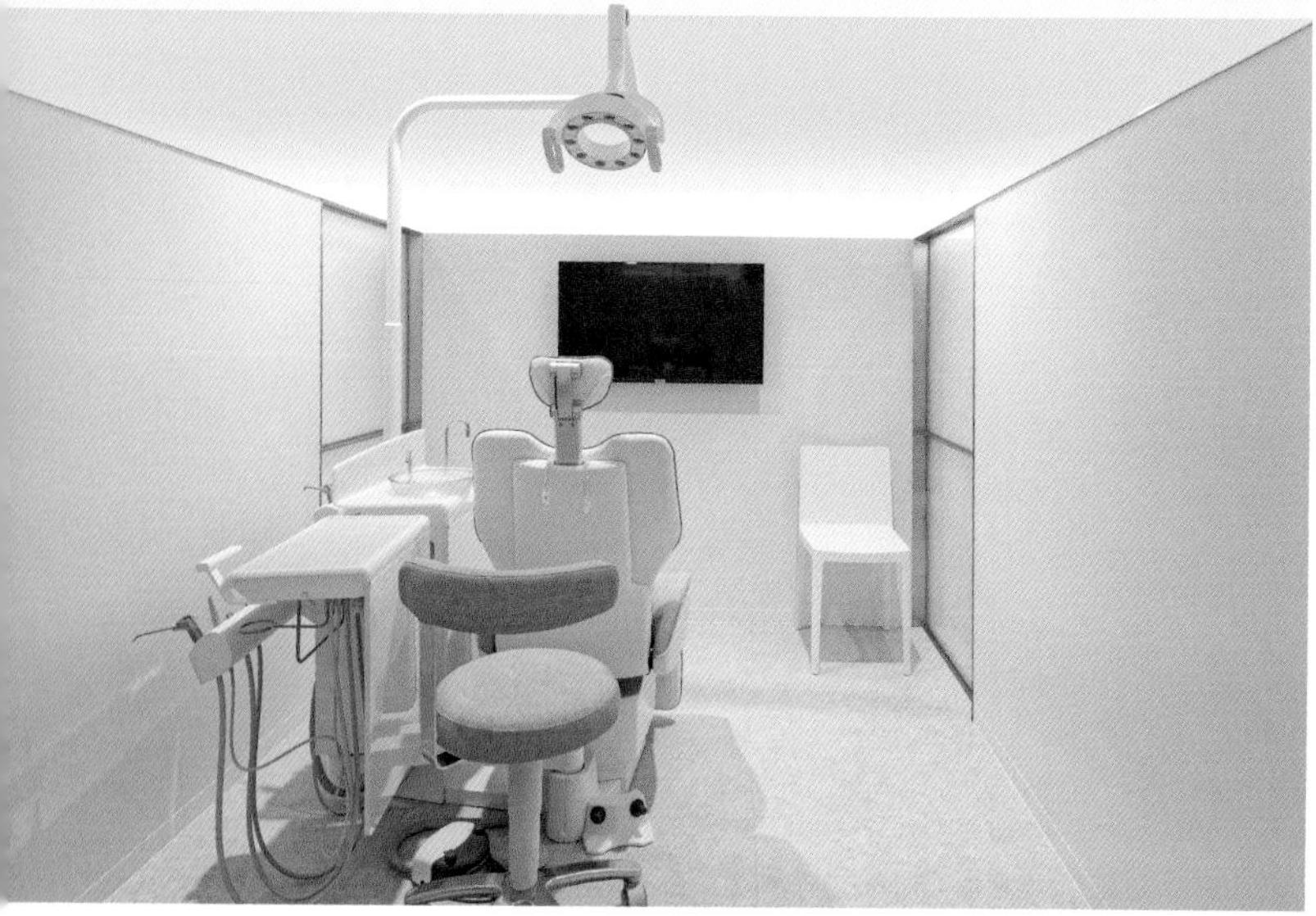

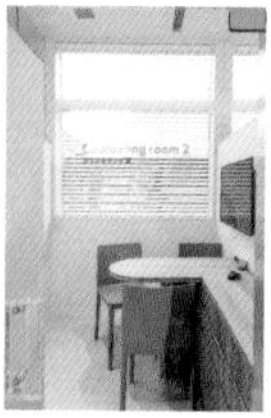

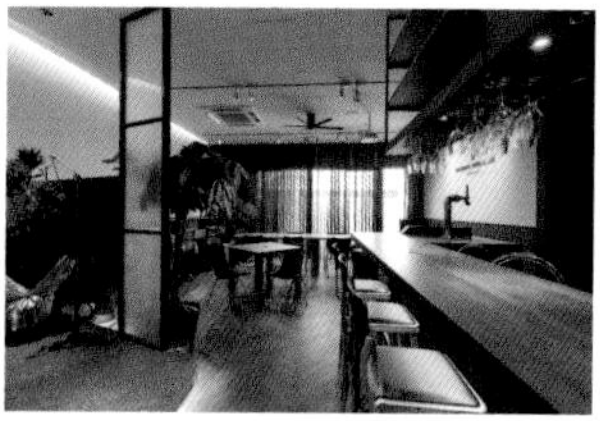

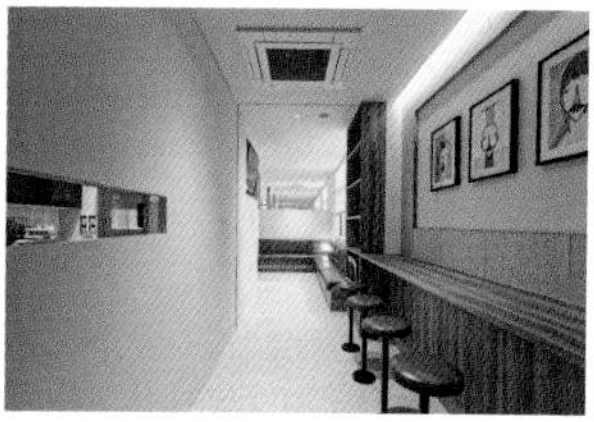

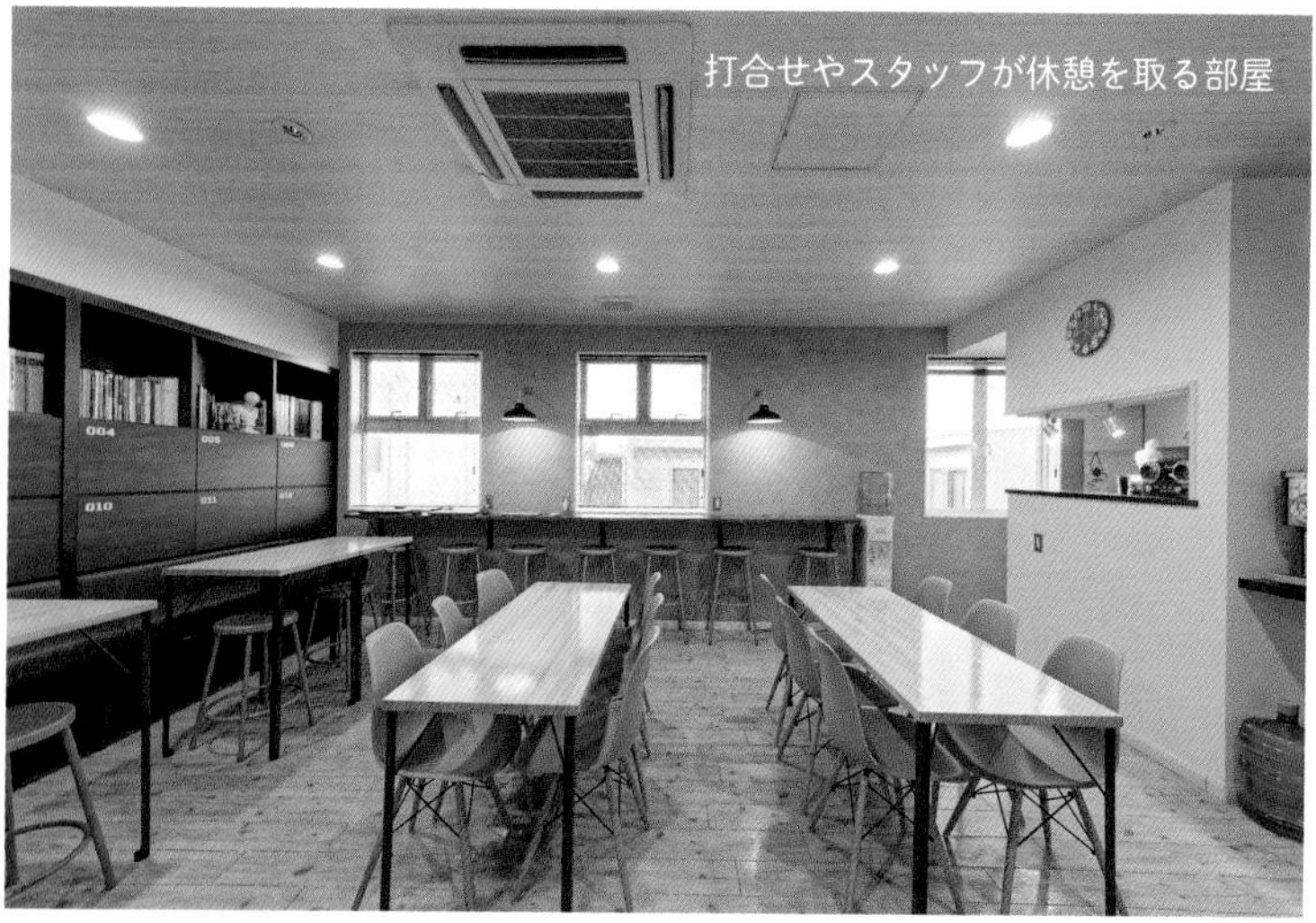

打合せやスタッフが休憩を取る部屋

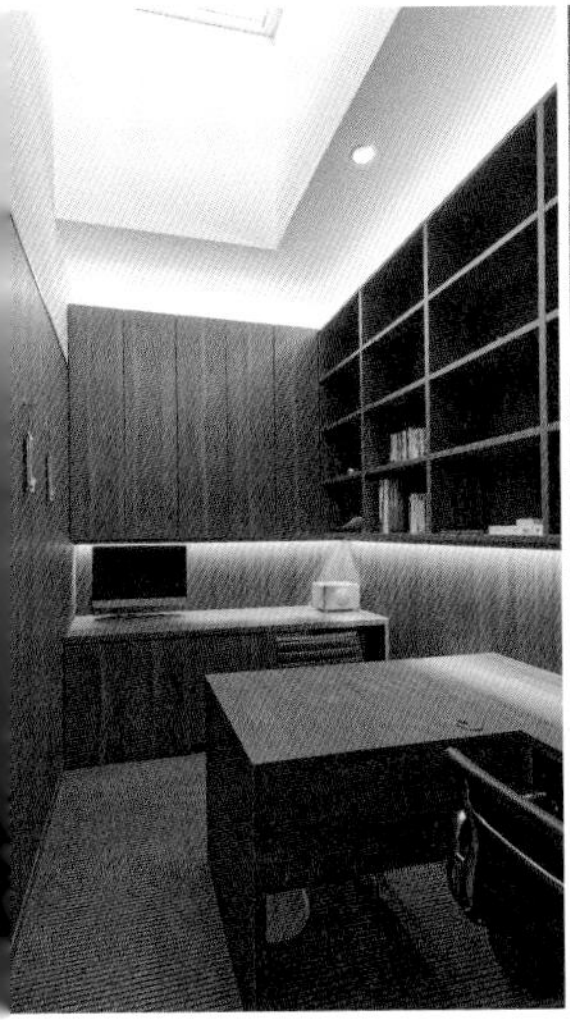

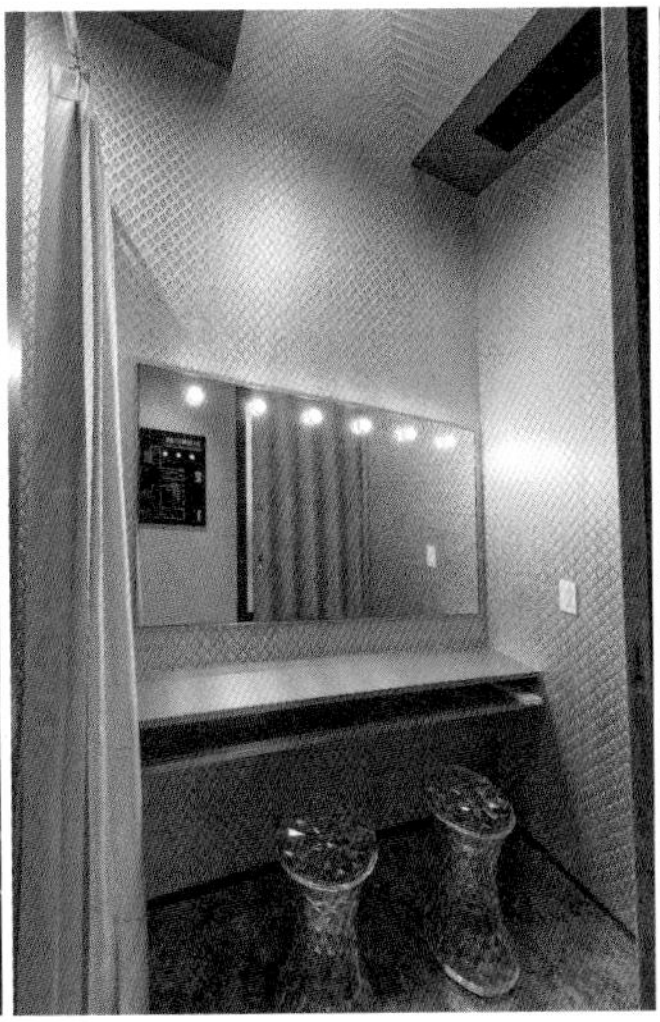

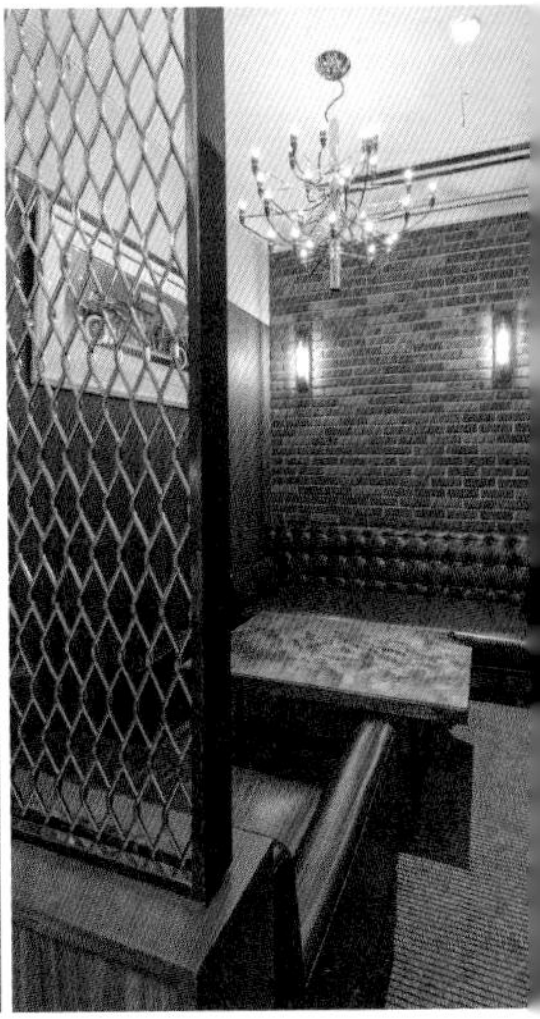

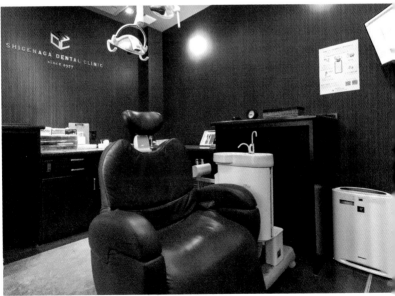

高度な治療を行う特別診察室

はじめに

『経営脳VS職人脳』を手に取っていただき、誠にありがとうございます。

歯科業界において、年商1億円を超えている歯科医院は、トップ10%以内といわれています。さらに、3億円規模を超える歯科医院は1%程度と見込まれます。そのハードルは非常に高いことが現状です。

この本は、開業してから99%が達成できていない、3億円を超えるまでの歯科経営における軌跡を明らかにしつつ、その背後にある思考や価値観の変化に焦点を当てています。

単なる売上の違いにとどまらず、職人的なこだわりと、経営者の視点の間にある関係性を探求しました。

そこには、自分の中にある「経営脳」と「職人脳」にギャップやジレンマがあります。

医院運営、スタッフ、家族、自己とのバランスを考えるなど、多岐にわたるテーマに触れながら、歯科医院を経営するにおいて成長し、より豊かな人生を実現するためのアイデアを共有しています。

現在、私は医療法人誠真会しげなが歯科医院の事務長を務め、歯科経営コンサルタントの視点から、さまざまな歯科医院の開業支援も行っています。

しげなが歯科医院は、父が開業し、46年目を継承しています。

過去には経営の危機に直面したこともありました。

そんな時に「職人脳」から、経営者という立場の「経営脳」へ変わることが必要だと気づきました。私自身も、自分の技術に自信のある歯科技工士という職人でした。

経営のことなんてわからないけど、技術力があるから良いでしょう、と考えていました。「経営脳」へスイッチすることが必要だと気づき、約2年で変われました。

「経営脳」の思考になったことで、4年で年商5億円を達成し、その後も、右肩上がりの経営ができています。現在では、全国から多くの見学者が当院を訪れています。その経験による、しげなが歯科医院の実例も紹介しながら解説します。

本書を通じて、「職人脳」「経営脳」という考え方が、歯科医院の経営者をはじめ、店舗オーナーや、会社経営者などの皆さんにも、経営者としての新たな視点やインスピレーションを提供し、幸せなゴールへと歩みを進めていく手助けとなれば幸いです。

心からの感謝を込めて、本書をお読みいただき、多くの示唆や洞察を得られることを願っています。

CONTENTS 目次

CHAPTER 3

職人脳と経営脳（マネジメント）

CHAPTER 4

投資戦略（ファイナンス）

CHAPTER 5

自己実現(ブランディング)

CHAPTER 1

開業思考
（アントレプレナーシップ）

STEP 1

起業マインド

経営学に、「マインドセット」という用語があります。経験や教育、先入観などから形成される思考や心理状態です。暗黙の了解や思い込み、価値観などが含まれます。これは、人の考え方だけではなく、企業や組織にも当てはまります。戦略や組織構成、ビジョン、歴史、サービス、経営スタイル、コミュニケーションなどによって、形成されています。

歯科医の起業マインドは、開業したいという考えがあることです。学生の時から、勤務医の時からなど、開業を目指す時期は様々でしょう。しかし、学校では、起業を学ぶ機会はありません。

開業するにあたって、どのようなステージを目指すか、最初から大きな夢を持って考えるでしょう。

ここでは、歯科医の起業マインドを、職人脳、経営脳で検証します。

コンビニの数より多い歯科医院ですが、**全体の99％は、職人気質の歯科医が運営**していると思います。職人脳の考え方で起業し、日々の診察ルーティンで満足しています。患者の予約、つつがない診察と治療、スタッフの仕事など、毎日の慣習的な維持管理を行なっていることで起業したこと自体を誇りに思っているでしょう。

しかし、歯科医院は、コンビニのようにどこの歯科医院でも同じモノを販売しているわけではありません。一般の人からすると、コンビニはどこでもあまり変わりがないですが、歯科医院はどこの医院でもいいわけではないのです。

また、技術力に自信とプライドがある歯科医は、職人気質の極みともいえます。トップ10％前後にあたる、1億円超えを目標に起業しています。この段階になると、自分の能力が利益を生み出していると考えます。経営脳が発達してきていますが、その利益を最新の医療機器の導入や効率化に費やします。**高機能で高品質なクリ**

ニックを起業したことに満足しています。

しかし、この段階でも職人脳の考えが高いため、自己中心的で、中長期的な経営を考える経営脳にはなりきれていません。

経営脳にシフトできているのがトップ1％の3億円以上になった歯科医院の経営者です。**法人の全体的なバランスを重視します。もはや自分自身が一番でありたいということに興味がありません**。歯科医院の経営には自分の人格は関係ないのです。経営脳になるまでには、起業、つまり歯科医院を開業した経験があるでしょう。経営脳にシフトした歯科医は、歯科医院の品質、売り上げ、サービス、スタッフなどを総合的にみて、**持続的な成長のために戦略的にバランスよく運営すること**に注力します。その上で、起業マインドがはたらき、分院展開などさらなる計画をします。

POINT

職人脳は起業が夢。経営脳は第2第3の分院展開を考える。

STEP 2

開業の目的

開業したい歯科医には、そろそろいい年齢だからとか、周りが開業しているから、という思考を見受けます。ほかにも、**勤務医では自由がないから開業してみたい**、など、**開業することが目的でゴール**となっているのです。

これは職人脳による考え方で、開業することこそが、自己実現、専門職としての地位の集大成と位置付けています。そういう心積もりでは、後に不安な経営になりかねません。競争が激しい社会で、開業すべきでないのに開業した人も見受けます。

一方、**年商1億円規模を想定している歯科医は、開業がスタート**と捉えます。開院は最初の一歩に過ぎず、それからが成功への勝負が始まると捉えています。歯科医として、自分の高度な技術力や品質に自身があり、完璧な成果を追求し続けます。

個性やスタイルを自分の歯科医院に反映させた最高の設備の施設を備えるでしょう。そのための資金は惜しまず、それが将来的に大きな利益に変わると確信しています。

この段階では、経営脳も発達してきて、技術と同様に経営に関する知識を得つつあります。**1億円規模になると、医療法人化して開業**するケースが多いと思います。

しかし、まだ**年商3億円未満までは、トップ1%の経営脳にはなりきれていません**。ブランド力のある自分の技術で、歯科医院を築いていこうとします。

1億円規模の歯科医院は、約10%といわれていますが、**トップ1%との間には大きな壁**があります。自分の能力のみに依存し属人化した99%に分類される経営です。

トップ1%に属する規模の年商で歯科医院を経営する歯科医にとって、**開業とは戦略的な目的のための手段の一つです**。この段階の開業は、分院や移転して大型歯科医院の設立ということもあるでしょう。それには長期的な計画を持っており、高度な経営脳で思考するようになっています。経済的な成功を超えて、地域社会や業界への社会的な影響をもたらす責任を認識しています。

POINT

職人脳は開業がゴール。経営脳は目的達成の手段。

STEP 3 開業場所

歯科医院の開業場所は、資金力やビジョンによって大きく変わります。はじめての開業は、資金が潤沢でない場合も多いものです。右も左もわからないと、融資をしてくれる金融機関が提案してきた場所に決める場合もあるでしょう。

また、個人事業で運営することがほとんどでしょう。開業する意気込みがある歯科医は、自分に自信を持っている職人気質な思考の人が多くみられます。

以前の私もそうでしたが、高い技術力があれば良いという職人脳の考えです。そんな歯科医がはじめて開業するケースでは、**開業すれば患者は来ると信じている**傾向があります。その場所へ来た患者を大切にして信頼関係を築いていけると、漠然と考えています。

年商1億円規模を想定して開業する歯科医は、開業場所に強いこだわりを持つ傾向が高いです。高級な地域や、特定の都心部、有名な商業エリアなど、社会的に地位や名声のある場所を好みます。ブランドイメージやステータスを重んじ、自分が開業する歯科医院の知名度や信頼性を高める効果があると期待しています。

自分の技術力に絶大な自信を持っているため、相当するようなブランド力のある地域を好むのです。自身の高度な技術力を提供することは、高品質な施設やサービスが多い地区が、患者にも高い満足度をもたらし、利益も得られると信じています。

完全に経営脳へシフトした歯科医は、開業場所を徹底的に分析します。**計画する歯科医院のビジョンに合わせて地域を探し、その地域の特性に応じたエリアマーケティングを行います**。経営脳になると自分自身の技術的な能力にはこだわっていません。すでに複数人の歯科医を雇用しているためです。年商3億円以上の開業となると、移転や分院などの機会があり、過去に開業した経験があることが多いです。
たとえば、本院は駅前にあるが、新しい事業で訪問歯科を始めたいため、郊外に計画しているなどです。

そのため、地域内の他の歯科医院の特徴や提供するサービス、施設の規模、料金体系などのマーケット調査や地域のニーズを精査しています。その地域を総合的に検討し、自分の歯科医院の在り方と、差別化されたサービスや戦略を立てビジネスが成功するために計画します。

POINT

職人脳は場所のこだわりが自己中心的。経営脳は徹底的に分析する。

STEP 4

医院コンセプト

開業するとき、最初は、理念やコンセプトを設定していないケースは多いと思います。起業するにあたって、自分は歯科医として本当にやりたいことは何なのか、勤務医の時より考えると思います。まだ歯科医院を経営した経験がないため、コンセプトの決め方はわからないことは当然です。しかし、コンセプトは、医院の方向性やデザインなどに重要です。

初めての開業では、これまで自分が感銘を受けたような素晴らしい歯科医院や、目指したい歯科医院を参考にすることをお勧めします。そのような歯科医院には、必ずコンセプトや理念があります。

たとえば自分は、子どもを中心としたファミリーを対象にしたいのか、オフィス街でビジネスパーソンを対象にしたいのかなどで、組織の目的、コンセプトは決められるでしょう。

また、自分の得意な技術があり、その能力を活かして**1億円規模の歯科医院を運営する歯科医は、明確なコンセプトを設定**しているでしょう。しかし、この段階でも職人脳の要素が高いため、機能的な要素にこだわっているケースがあります。そのこだわりが、患者には専門的すぎると受け取られることもあるでしょう。

トップ1％の歯科医院では、スタッフ全員が組織のコンセプトや理念を共有しています。その組織の目的や社会的な意義を明確に示しています。コンセプトや理念は、ルールとは違って、どのようにあるべきか、ということです。就職する人も、そのコンセプトや理念に賛同するからこそ応募してくるでしょう。

しげなが歯科医院を運営する医療法人誠真会の理念は、「最高の技術に優しさを添えておもてなしいたします」で、3つの誓いを約束しています。「全ては患者様のために～ホスピタリティ～心のこもったおもてなしをコンセプトに～」と明記しています。

POINT

職人脳はコンセプトがない。経営脳は全員で共有している。

STEP 5

医院のデザイン

近年では、様々な施設デザインの歯科医院を見ます。医院デザインは、物理的にはテナントか戸建てによっても異なります。また、経営規模や投資費用、ビジョンにもよります。

患者の目線で見ると、レストランに行くような楽しさを求める場所ではありません。しかし快適な空間の必要があります。

一方、自分自身や働く人にとっては1日の中でも、滞在時間が長くなる場所です。そして一度でき上がると変更することは困難です。つまり、最も需要な要素の一つなのです。実際、あとで、こうしておけばよかったと、聞くことが多いことも事実です。

歯科医院の施設デザインは、重要な要素でありながら、**初めての開業では、全て委託**するケースが多いと思います。勤めていた歯科医院のデザインを参考にするなど、ご自身の経験で要望を伝え、業界の一般的な機能性や開設コストに合わせたデザインとなっています。職人脳の考えでは、常識に安心してしまう傾向があります。わからないからこそ、事前準備をしっかりとして予測することが重要です。

また、自分の腕に自信のある職人脳の歯科医は、自身のブランドイメージと機能的な価値を反映させます。**年商1億円を超える歯科医**というのは、独自の強みUSP※があっての開業が多いものです。その強いこだわりを盛り込んだ機能特化型のデザインになります。機能面に限らず、院長、つまり**自分自身の意図やイメージが反映されるように、入念に設計**をされます。

※USP（Unique Selling Proposition）とは、顧客にとって、自社商品や自社サービスが持つ「独自の強み」や「売り」を意味する用語。

しかし、1、2億円規模の歯科医院までは、自分自身を中心に考える職人脳から脱却できないでいるケースが多いと思います。2億円を超えると、3億も見えてきそうですが、**トップ1%になるには、職人脳では到達できません。**

3億円を超えてくると、完全に経営脳となっており、**既存の歯科医院には存在していない、機能的な価値以外のものを盛り込むようになります。経営学の「ブランディング」における「情緒的価値」で、歯科医院に対する好感度が上がるような要素を、仕掛けとして入れていきます。**

患者目線のほか、市場のニーズ、そこで働くスタッフの背景などを調査・分析しています。自らの歯科医院を、患者やスタッフに選んでもらうために、一般的な常識にとらわれない、様々な創意工夫が反映された医院デザインに設計しています。

私が気をつけているのは、その時代において何が一番の課題かということです。今の時代、患者を集めることだけに特化した経営戦略では勝てなくなっています。

どの歯科医院も、人材の確保が課題です。

しげなが歯科医院では、一般的な歯科医院にある資料などを保管するバックヤードを全てなくしました。スタッフこそが主役である、という意図を設計に盛り込んだ医院デザインです。そこに予算を割いています。

また、患者の目線では必要ない、広い研修ルームを院内に設け、総合研修ができるようにしています。オンラインでもさまざまな講義や実習が受けられます。

ほかにも、懇親会や2次会などもできるような設備を意図してデザインしています。そこには業務用の厨房や、ワインセラー、ビールサーバーなどを設置して、本格的な料理を楽しめるスペースを作りました。それはスタッフをもてなすためのほか、研修にお招きする先生や、ゲストを招いた時、滞在される時間や、交流の時間を楽しめるように、様々な仕掛けを歯科医院内に作っています。

さらに、スタッフルームには、スポーツジムのような椅子や、広いロッカールーム、シャワールームや、女性スタッフ専用パウダースペースを設置して、まるで芸能人の楽屋のような作りにしています。

これらは、現在のスタッフが快適に過ごせるほか、求職者が就職先を決める選択肢になることを考えています。ロッカールームや医局、研修ルームといった、患者に見せる場所ではない、スタッフたちがメインで過ごすエリアを快適にしています。そこで差別化を図ってリクルートに優位性をもたらすことを意図しています。経営脳になると、そのような考え方に発想が変わってきます。

多くの歯科医は、患者に何を提供できるか、機能的な価値をどう提供するかを考えます。もちろん大事なことですが、それだけでは職人気質であり、職人脳の思考です。

確かに、これまでは、バリアフリー、院内に土足で入れる、特別な最新機器を導入する、院内をデジタル化してデジタルインフォメーションがあるとか、そのような機能的な価値で差別化ができていました。いってみればそれらの機能的な価値による差別化は、一過性のもので、ほかの歯科医院に簡単に真似されてしまうものです。

それが経営脳になると、中長期的に時代や環境の変化にも柔軟に対応できるような設計の発想があります。全方位的で、ほかが追随できないような、経営者の目線だけじゃない、患者の目線だけではない、スタッフ目線だけではない、あらゆる目線からデザインを考察し、流行り廃りに左右されないような、そういったものを盛り込んだ医院デザインです。

POINT

職人脳の医院デザインは業界の常識。
経営脳は情緒的価値を盛り込んでいる。

STEP 6

医療機器の導入

歯科業界において、医療機器の導入は、職人脳と経営脳の差が出るテーマです。

初めての開業時は、医療機器に対するこだわりというより、提案されたものを採用して使用するという感覚でしょう。価格が安い、高い方がいい、最新だからなどの理由ではありません。一般的な歯科医院はこれで開業されますよという、ディーラーなど販売業者からの提案を受け入れて導入します。

また、自分自身と技術力に強い自信がある歯科医は、使う道具も執着や強いこだわりを持っています。そのため、最新の技術や、最先端の医療機器・設備で差別化を図ります。メーカーも、今の患者にはこういう技術が良いですよ、などと最新のものを提案してきます。

私の推測になりますが、技術力の高い歯科医は、かっこいいものを使うことには執着しますが、それに対する投資対効果は、理論を後付けしてしまう傾向にあると思います。

特に医療機器の導入では、職人脳が強く出てしまうのです。

メーカーは、最新の機器や、機能性の高い機材をどう使うかについては教えてくれます。しかし、医療機器の投資対効果を明確に伝えるデータはほとんどありません。

近年は、DX化が進行しているため、さまざまなデジタル機器が誕生しています。

私の経験では、**メーカーやディーラーは、それを売り込みますが、正確な投資対効果を示すエビデンスの説明をされたことはほとんどありません**。実際は、購入後に出た数字が結果になります。

そのため、まだ職人脳の歯科医は、博打的な買い方や、買わされている感があると思います。

そういう苦い経験もしてきて**経営脳になった歯科医は、機器の性能が良い悪いではなくて、その設備投資が生み出す利益に着目**します。

そして、利益だけではなく、メーカーを選ぶとき、製造はどこか、アフターフォロー、耐用年などと共に、それによって生み出される新しい市場の形成はどうなのかなど、いわゆる投資対効果を考えます。効果的な戦略が立てられるもののみに投資をするのが、トップ1％の完全な経営脳の歯科医です。

経営脳になると、資金に余裕があっても無駄な買い物はしないですが、投資に対してチャレンジの領域を持っています。また、利益になる、ならない、だけではなく、**資金的な余裕を、次の時代の投資にも回すことも忘れていません。**

そこには経営脳と職人脳の明確な線引きがあります。

2023年に、横浜で4年に1回のワールドデンタルショーが開催されました。モーターショーのように、最新のハイテク機器が世界中から集まってきます。デンタルショーでは、最新鋭の機材がスポットライトを浴びて、キャンペーンガールが説明してとても華やかなのです。

歯科医や歯科技工士は、そういう世界が好きなのです。私もそうでした。これは、おもちゃ屋さんへ行って目を輝かせる子どものようなものです。

そんな華やかな場で、衝動的に最新機器を購入すると、年商が1億円未満の歯科医になってしまう危険性があります。冷静によく考えなくてはなりません。

最新が最善とは限りません。自分の歯科医院に対して、常に利益をもたらすとは限らないのです。

利益をもたらすのは、最新の機材や器具ではなくて、院長の戦略なのです。

その機器がもたらすサービスを求めている市場があるかどうか、需要があるかということなのです。そういう視点で機材を選ぶ人が、トップ1％の3億円以上の経営脳を持つ歯科医です。

また、年商1、2億円規模で職人脳の歯科医は、少しお金が集まってくると無駄な買い物が増えてしまう傾向にあることが課題だと思います。

さらに、技術力に自身のある職人脳の歯科医は、自分がどう映っているか、かっこよく見えるかという自己中心的になりがちなのです。

経営において、その機器はどれだけ利益を上げるかという、ただのツールに過ぎないのですが、自分を投影してしまう傾向があります。

経営脳になって、その執着から離れないと、機器の調達は、高価なおもちゃを買って終わるだけになる非常に危険なことがこの業界の悩みと思います。

業界のメーカーは、興味ありそうな顔をした歯科医を見ると、すぐ背中を押してきます。「先生これでいい仕事できますよ」など売り込みをかけてきます。ある意味、メーカーも罪だと思いますね。確かに、メーカーは、ビジネスで最新機器を販売することは当然ですが、売り込み方が、一部の歯科医の経営に影響を与えてしまうことがあるのも事実です。同じ歯科業界に携わる者として、良い方向に向かうように考えてほしいと思います。

歯科用の医療機器は、医療の分野で最も高額といわれています。内科の何倍もコストかかります。歯科用の椅子は、1台約400~500万円しますが、内科の椅子だったら2~10万円くらいです。

歯科医院を経営するには、職人脳ではなく、経営脳で検証しなければなりません。特に勤務医から独立する方は、そのような状況を理解しておく必要があります。

POINT

職人脳は医療機器を買わされている。経営脳は投資対効果を見る。

STEP 7 診療時間

多くの歯科医は、一般的な診療時間に疑問がありません。歯科医師会の会員だからなど、慣習的な診療時間にしていることが多くみられます。木曜日休み、土曜日半休が比率として高い傾向です。なぜ木曜が休みなのか、この診療時間に設定されているかなど考えていないでしょう。

職人脳で考える歯科医は、真面目でもあるため、このような業界の常識に合わせた診療時間を設定しています。

一方、年商1億円を超えてくる歯科医の診療時間の設定は、いろいろなパターンがあります。

たとえば、ショッピングモールで開業している歯科医院は、診療時間や曜日は、他社ブランド、つまりショッピングモールのお客さんが動く曜日、時間帯に合わせないといけません。そうなると土日曜診療も当たり前になります。

マーケティングコストを抑えられる反面、その集客力が、ショッピングモールのブランドに依存しているところもあります。安定的な顧客の獲得はできる反面、雇用に関することは、シフトやスタッフの手配など、苦労を続けることになると思います。

また、戦略的にエリアマーケティングをしている歯科医は、一般的な診療時間とは差別化を図って、夜間診療や休日診療をメインにしているケースがあります。

今の時代は、どの業界も採用など人の配置がかなり難しい状況です。

歯科業界では、歯科衛生士の女性の割合が非常に高いことが特徴です。家庭があるスタッフの長期雇用は、子どもや家族の行事に合わせて週末は休みたいでしょうし、夜遅くまでの夜間診療は、家庭と仕事の両立は難しくなってきます。

ショッピングモールや、休日・夜間診療など差別化する場合も、職人脳の考えが優位な1億円、2億円規模の歯科医院の診療時間は、このようなケースを多く見受けます。長期的に見ると、スタッフが疲弊する可能性が高くなります。そのため雇用の維持という問題に直面します。

日曜診療や夜間診療では、もう一つ問題があります。

患者の都合では、仕事が終わってから夜がいい、休みの日に遊び終わった後などと予定する事が多いでしょう。

それは、歯科医院側からすると、**来やすい時間に来る人と、自分の時間を空けて作ってくる人では、歯科治療に対する意識の質がかなり違うのです。**

たとえるならば、飲み会やデートの約束も同じかと思います。時間が空いているから飲み会にくる人と、調整してまで自分のために時間を作ってくれる人では、自分に対する相手の価値が全く違うと思います。

その人にとって歯のケアの優先順位を上げたいのであれば、夜間や休日診療はやらない方がいいと私は考えています。スタッフが長期的に働きたい職場という意味でも、時間を作ってくる、時間を守る患者、そういう関係性と満足度を持続する、担保することは大事です。

99%の歯科医院が考える診療時間の計画は、職人脳の考え方の段階です。業界の慣例通りに開けているだけの場合や、収益のために予約を取りたくて、無理して診療時間を増やさなければならない状況にあると思います。

年商3億円以上の歯科医院は、歯科医院の都合で診察時間を決めています。すでにブランド力が強い医院となっているため、診療時間を医院の都合で決めていても予約がいっぱいになるのです。予約がいっぱいであれば、基本的に診療時間はいつでもいいのです。

トップ1％の年商3億円以上の歯科医院は、経営脳にシフトした人が、戦略的にブランドを築き上げています。患者が予約は先でもいいからと、そういう信頼があれば、診療時間はスタッフが長く働きやすいように調整することの方が大事です。

しげなが歯科医院の診療時間は、9時〜18時です。水曜と日曜は、お休みして、2日働いたら1日インターバルを置き、3日働いたらまた1日インターバルを置くという仕事のリズムを、何十年も変えていません。そして多くの歯科医院は、木曜日と日曜日に休みを取るところが多いため、私たちは、他院の休診が多い曜日は診療を行い、その代わりに水曜日を休診にしています。現在は、予約が常時、2、3週間待ち、予防の予約は2、3ヶ月待ちがずっと続いています。定期検査は3ヶ月待ちの状態です。

POINT

職人脳は診療時間を他者に合わせる。
経営脳は医院の都合で決めている。

STEP 8 売上目標

歯科医院の売上目標に対する考え方は、初めて開業した段階から、規模が大きくなった段階では異なります。

また、職人脳からシフトして経営脳を持つようになると、売上目標の立て方も戦略的になり、規模の大きい歯科医院へと変化していくでしょう。

まず**開業した当初は、結果を受け入れる**という職人脳の段階になります。目標の立て方がよくわかっていません。職人脳の歯科医は、受身で歯科医院を運営しているため、基本的に中長期的な売上の目標は立てていないでしょう。

また、ホームページはあってもSEOを実施していない医院が多くみられます。来た患者に対する売上の結果を受け入れているという、勤務医の延長のような状況です。

年商が1億円規模の歯科医院は、歯科医自身の技術力が売上となるイメージです。市場価値と連動して売上を作っているというよりは、自身のマンパワーが売上目標になりがちです。

1億円2億円規模になっても、職人脳の考え方の歯科医は、院長一人に依存して一つの売上の柱しかないことが多くみられます。たとえば、インプラントに強い歯科医は、インプラントで売上を立て、歯科矯正に強い歯科医はその売上を依存している場合が多いでしょう。

それがトップ1％の経営脳を持つ歯科医になると、売上という結果ではなく、一つ一つの指標KPI（Key Performance Indicator 重要業績評価指標）を設定しています。

単なる売上目標でなく、事業目的ごとに売上目標を設定し、行動そのものを調整して各部門やプロジェクトごとに、明確な数値目標を設定しています。各プロセスの達成度や評価を数値化しています。

経営脳を持った歯科医は、各部門が売上目標に向かって稼働している状態を定点観測し、組織のパフォーマンスの動向を把握しています。

また、**経営脳を持った経営者は、売上目標を立てる際、過去の数字を分析した上で、成長目標を作っていきます**。

3億円以上の歯科医院は、**売上の柱となる項目が多いことも特徴です**。

たとえばインプラントだけでは、インプラントというトレンドが過去のものになれば、売上に影響を与える可能性もあるわけです。過去には、インプラントで事故が起こったとき公共のテレビ放送でインプラントは危険だと取り上げられたことがありました。それが自院でも他院でも大きな影響を受けることになりました。また、インプラントに代わる新しい代替治療法が出てきたり、再生医療などに置き換わったりした場合を考えると、**一つの売上の柱しかない場合は、打つ手がなくなってし**

まうリスクがあります。

そういうことにも備え、3億円以上の歯科医院は、事業の要素として柱がいくつもあります。

しげなが歯科医院は、現在4つの柱があります。それは、自由診療（補綴（詰め物、被せ物、インプラント））、保険診療、訪問歯科診療、予防です。

また、ブランディングしている2つの柱があります。

当院のブランディングの一つは、歯並びを改善から、歯を残す予防的観点での矯正治療です。矯正治療は必ず治すといわれていますが、体に与える影響において噛み合わせはすごく大事です、というアプローチと、歯のポジションです。歯並びが悪いと、歯を残せないリスクが高いため歯を残すための予防的な矯正アプローチを5本目の柱として構築中です。

そして、もう一つは、エイジングケアです。口と全身の定期的な健診、メンテナンスです。口だけではなく、全身に及ぶトリートメントとメンテナンスを6本目の柱にします。このように、多角的に売上目標の指標となるものを構築しています。

何かのトレンドが終わって、何かが生まれてということが起こるのが常ですから、このように売上の柱が多いことが重要です。また、しげなが歯科医院では、自由診療と保険診療の比率を50：50％にしています。なぜかというと、どちらに時代が転んでも対策が打てるように、ちょうど真ん中にしています。

POINT

職人脳は売上の柱が一つ。経営脳はいくつも持っている。

STEP 9

報酬設定

報酬設定には、個人事業主と法人で大きな違いがあります。はじめて開業したばかりの歯科医は、ほとんどが個人事業主です。

たとえば、個人事業で開業している歯科医院の年商が3、000万円でも、手元にのこる金額は少ないでしょう。実質のところ、相対的な純利益は少なくなりがちで勤務医より少ないことがあり得ます。

借入金の返済、機材のローン、スタッフの人件費など、3、000万円から経費の支出があります。さらに税金は、所得に応じて納付する必要があるため、利益が高くなるほど税率が上がります。

厚生労働省の令和4年賃金構造基本統計調査によると、歯科医の平均年収は810万円と公表されています。仮に、勤務医なら810万円がそのまま自分の報酬です。一方、3,000万円というと一般的に高収入なイメージですが、**自由に使えるお金という意味では歯科医の平均年収ほども残らない場合**があり不安があるでしょう。

年商1億円以上になると、ほとんどが医療法人化しています。そのため個人事業とは大きく異なります。報酬は、一般企業や勤務医のように固定給とインセンティブや歩合制のケースもあります。また、役職や業績に応じた報酬を得ることもあるため、高い報酬が得られる可能性があります。

医療法人化して経営することは、税務上の利点を享受できます。法人税は所得税よりも税率が低いことが多く、社会保険料などが経費として認められています。その**法人化のメリットにより、高い報酬を得ることができる状況**にあります。

個人事業の歯科医、年商1、2億円規模の歯科医は、まだ職人脳が優位な人でしょう。医院の年商が自身の報酬に与える影響が大きいのです。

トップ1％の大規模歯科医院を経営する歯科医は、経営脳が最適化され、**年収という考え方から、時給と自由な時間に重きを置いています。効率的な収益構造を戦略的に導入し、実質的な労働時間に依存しない収益を生み出しています。**仕事と、プライベートのバランスを重視し、自由な時間を確保しながら、高い報酬を得ることに成功しています。

POINT

職人脳は年収で考える。経営脳は時給と自由な時間を重視。

STEP 10 経営思考

「思考」とは、さまざまな捉え方があります。広辞苑によると「思いめぐらすこと」、学術的無意味では心理学で「ある課題の解決に関与する心的操作」と説明されています。

私が考える「経営思考」には、職人脳と経営脳で違いがあります。

たとえば、**失敗に対するアプローチにおいて、経営脳と職人脳の違いは、長期的な経営戦略や組織の成長に影響を与えます**。経営脳を持つ歯科医は、失敗を学習の機会と捉え改善に活かします。それに対し職人脳の歯科医は、失敗からの学習にあまり重点を置かず、現状維持や日々の業務に注力する傾向があります。

開業した歯科医でいわゆる失敗に繋がりそうな考え方には、自分の個人技を過信している、外部の意見を参考にしない、資金面の見通しが甘いなどがあります。

はじめて開業するときや、開業の直後は、ほとんどが職人脳の割合が大きい段階でしょう。毎日の診療に加え、勤務医時代にはなかった業務に追われてしまう傾向にあります。

そのため**失敗に対して深い関心を持たない傾向**が見られます。さもすると診療以外のことは失敗かどうかもわかっていない可能性が高いでしょう。日々の診療をこなし、スタッフにも問題がなければ、その安定した運営に満足しています。経営脳がまだ発達していないため、長期的に成長するための戦略的な経営思考の視点が欠けがちです。

一方、**年商1億円規模の歯科医は、失敗にイラつく傾向**があります。自身の技術力に高いプライドがあり、1億円規模まで経営を伸ばしてきたという自負があるでしょう。

高度な技術力を追求する職人脳と、最新の機器に投資してきた経営脳を持ち合わせ、自由診療の比率が高い運営をしている場合が多く見られます。

職人気質の極みで自身の技術力と、自由診療という面から、スタッフ教育などにも自信があるため少しの失敗でも許せないという気持ちがはたらきがちです。それは職人脳の機能が高いため、自己中人的になり、医院運営の全てを自分に依存していることで、その本人に何かがあった時のリスク対策は低い可能性があります。

経営脳が高度にはたらくようになっている歯科医は、失敗を学びのチャンスと捉え歓迎さえします。

トップ1％の3億円以上の歯科医院は大規模な事業となるため、新しい市場、技術、治療法への投資が伴います。これらのリスクをとる際、失敗は避けられない側面と捉えています。**失敗をオープンに話し合い、そこから学ぶ組織文化が育まれています。失敗の経験からも、革新を生み出しています。**

このように、失敗に対する経営思考も、トップ1%の歯科医院は、経営脳が磨かれているため、99%の職人脳の歯科医とは、大きな違いがあります。

POINT

職人脳は失敗に気づかない、イラつく。経営脳は失敗から学ぶ。

CHAPTER 2

経営哲学
（フィロソフィー）

STEP 11

患者とは

患者についての考え方や対応も、職人脳と経営脳で大きな違いがあります。経営脳を持つ歯科医は、歯科医院を運営する独自の経営哲学を持っています。

開業して間もない歯科医や、親の代から**個人事業で続けている歯科医は、近所の患者に依存しているという現状**があります。それは、職人気質の職人脳に由来します。ほとんどの開業歯科医がこのタイプです。

しかし、人口が減少していく日本で、限定された地域のみでは、患者を定期的に獲得していくことの難しさに直面する可能性があります。近所からの患者のみに依存することで、新しい患者層の開拓には限界があり、競合他院の出現や、患者のニーズの多様化に柔軟に対応することが困難になってくる可能性があります。

職人脳のままで個人事業として運営し、その経歴が長いため、経営脳の考え方に欠けていることが想定されます。地域社会の一員として重要な役割を果たしているものの、経営の視野を広げる取り組みの必要があります。

歯科医院の約10％にあたる年商1億円規模の歯科医は、職人脳と経営脳が融合しています。

特定の治療法や口腔ケアに関する専門性を活かして名声を確立し、患者の集客ができています。また、先進的な医療機器の導入や独自の治療プログラムの開発にはお金を惜しまず、それらをマーケティングの一環として集患に利用しています。例えば、インプラントや矯正治療に特化したプログラムを打ち出し、その分野での権威としての地位を築き集患に繋げています。

このタイプの歯科医は、技術的な熟練さに自信があるため職人気質が最も高いといっても過言ではありません。**自分の技術と知識を職人脳で高めています。**しかし、

個人の能力に依存しているため、本人がいつまでプレイングマネージャーでいられるかわかりません。継続的な医院経営には、その評判に影響されるリスクがあります。年商は伸びていても3億円以上のトップ1%にはなりきれないケースです。

一方、**トップ1%に属する年商3億円以上の歯科医院**になると、地域の歯科医院の枠を超え、**全国的な「ファン患者」を獲得**しています。**1人のスター歯科医に依存するという属人化から脱却**しています。

また、ただ歯科的な治療をしているだけではなく、患者にとっての健康パートナーとしての地位を築いています。単に高度な歯科技術を持つ職人脳だけではなく、戦略的な経営脳による結果です。

経営脳を持つ歯科医は、患者一人ひとりとの関係構築においても独自のアプローチ方法を持っています。年商3億円以上の歯科医院がファン患者を持つのは、それぞれの患者に合わせたサービスを提供しているためです。職人的な手技の習熟は、サービスメニューの一つと位置付けています。経営脳に裏打ちされた包括的な患者ケアとブランド構築により、全国的にも名高い存在となり、地域を問わず多くの患者に選ばれる歯科医院となっているのです。

POINT

職人脳は近隣や技術に依存して患者を集めている。
経営脳はファン患者を獲得している。

STEP 12

医療品質

歯科医療の品質に対する意識について、**年商1億円、2億円程度までの99%の歯科医は、自分の技術力で勝負**しています。

それは、職人気質で職人脳であることを示しています。

まず、職人脳の割合が大きい一般的な歯科医は、「指摘された部位の治療をする」というスタンスでしょう。指摘された部位の治療に技術と集中力を発揮し、患者の痛みを和らげることなどに注力します。

年商1億円を超えてくる歯科医は、高度で専門的な医療品質に最もこだわります。この段階でも職人脳的な考えで、自身の技術力に強い自信とプライドを持っている裏打ちともいえます。

自由診療の割合が高いため、医療品質の維持と向上を目指し、継続的な学習と技術革新に積極的です。定期的に研修や学会に参加し、最新の治療法やトレンドを学び、それを日々の臨床に取り入れることで治療の質を高めています。その成果をクリニックのブランド価値向上と収益拡大に結びつけることができています。

それは一部の経営脳的な考えではありますが、自身の技術力のみに依存しています。

この**属人性から脱却して、完全な経営脳にシフトしないとトップ1％の歯科医院は経営できません。**

経営脳にシフトした歯科医が医療品質に対して持つ考え方は、**単なる治療の精度を超え、患者の生活の質や、地域医療の水準にまで深い影響**を及ぼしているといえます。

もはや**自分自身の治療技術には興味がありません**。

高い水準の医療技術を持った歯科医を複数名も獲得し、最新の医療技術や治療法を導入することで、地域社会における医療サービスの水準を設定していることになります。

それにより**他の医療機関にも良い影響を与え、地域全体の医療水準を引き上げることに貢献**します。

そのため、地域医療の中心となることが多いのです。それによって、患者が継続的に質の高い医療を受けられるシステムの構築に繋がっています。

地域社会との連携を強化し、予防医療の推進、教育プログラムの実施、そして健康意識の向上に努めています。

POINT

職人脳は技術力で勝負。経営脳は地域全体の医療水準を引き上げる。

STEP 13

自由診療

歯科医院を経営していくには、自由診療やそのプロモーションを行わないと、収益構造には大きく影響します。

しげなが歯科医院も自由診療の割合が下がった時、経営に影響しました。

初めて開業して間もないクリニックや、親の代から歯科医院を運営しているケースでは、自由診療自体を行なっていない場合もあり、自由診療を行なっていてもプロモーションを行なっていないことが多いと思います。

このような歯科医は、保険診療に依存する傾向が強く、商業的なプロモーションや積極的なマーケティングを避ける傾向があります。治療の品質は、リアルな口コミや患者の信頼によって評価されるべきだと考えているのです。**自由診療であって**

も、治療の質と結果が、おのずと患者を引き寄せると信じています。それは職人気質の職人脳の考えです。

自由診療のプロモーションを積極的に行なっている歯科医は、年商1億円、2億円規模の歯科医院を運営しています。

この段階の歯科医は、自身の高度な技術力を武器に、自由診療の比率が高い収益構造でしょう。その優れた能力が患者の満足度と医療成果に直結すると考えています。そのエビデンスと自信を全面に出した、自由診療のプロモーションの量も多く発信しています。**プロモーションにお金をかけただけ自由診療の予約数につながると信じています。**収益が上がっていたとしても、宣伝広告費も多くなっている可能性があります。

トップ1％の3億円以上の歯科医院は、プロモーションに依存しなくても自由診療へ自然と誘導する仕組みが出来上がっています。経営脳にシフトした歯科医となっており、クリニックの収益性を高めるために、自然と自費診療に誘導する仕組みを構築しています。

このレベルの歯科医院で重視されるのは、単なる治療の質だけではなく、患者が受ける全体的な体験です。患者のニーズを深く理解し、それに応えるために設計された仕組みです。

たとえば、クリニックの内装や雰囲気のほかに、患者サービス、カウンセリングがあります。それは、高級なイメージということではなく、自然に患者が快適な治療体験だと感じられるようにしています。患者が快適で満足度の高い体験をすることで、自由診療の価値を理解し、その選択を自然と行っているのです。

また、自由診療のプロモーションでは、治療の効果以外に、長期的なメリット、費用対効果に関する透明な情報提供を積極的に啓蒙することで、患者が自然と自由診療を選ぶような仕組みが出来上がっているのです。

POINT

職人脳は自由診療のプロモーションに消極的、または逆に依存する。
経営脳は自然と誘導する仕組みがある。

STEP 14

自己管理（セルフマネジメント）

自己管理とは、一般的には目標の達成や、自己の実現を目指して、自分の思考や感情・行動を管理することで、セルフマネジメントともいいます。

忙しくなると、時間や仕事の管理が難しくなってきます。歯科医院を運営するにあたり、精神的にも健康的にも安定させて、自分の能力を最大限に発揮できるようにコントロールすることは重要です。自己管理においても職人脳、経営脳が影響します。

個人事業で歯科医院の運営をしている段階では、自己管理をしなくても自然体で業務を行っているでしょう。資金の自由度は少ないものの時間的な自由度がありま す。次の段階に向けて、学びの習慣を作っていくなど、経営脳の入り口に立ち、次のステージを目指す準備をすることが大事です。

成功の入り口ともいえる段階に入った**1億円、2億円規模の歯科医は、外部環境の影響を受けやすく、時間的に非常に忙しい**人が多くみられます。

ほかには負けたくないという競争の原理が作動するため、独自の研究会、特別なコミュニティや付き合いが多い傾向にあります。本人の歯科医院も忙しいでしょうが、まだ職人脳が優位なため、プレイングマネージャーで自分が中心の運営をしています。

その状況から、自己管理を後回しにしがちなのもこの段階の歯科医の特徴です。時間の配分や健康の維持が難しく、そのために犠牲にするものが出てくるリスクがあります。

経営脳を働かせて、**健康や時間が資産であるということを認識し、自己管理を計画的に行動することが必要**です。

完全に経営脳にシフトすると、健康や時間が資産と理解します。さらにお金という資産の管理を上手にマネジメントできた段階にいるのが、年商3億円以上の歯科医です。

この**自己管理は、99%のままで過ごすか、トップ1%になれるか一つのターニングポイント**です。今、目の前のことで力尽きてしまい、そこが限界であるのが職人脳のままで止まっている歯科医です。

そういう意味でこの自己管理は非常に重要です。資金や経済的な成功においては安定しており、経営脳へシフトした歯科医は、時間や健康への価値を重んじています。自己管理は、健康や将来を見据えた「投資」として位置づけ、スケジュール管理や中長期的な戦略を重視しています。

経営脳が発達したこのステージでは、**自己管理を逆算して行うことが習慣化**しています。時間やクリニックの運営システムという管理ではなく、みんなの健康のため、より良い習慣を作っています。

POINT

職人脳は自己管理を計画的に行動できていない。
経営脳は健康や時間が資産と認識。

STEP 15

生活習慣（ルーティン）

生活習慣を歯科医のルーティンで考えてみましょう。一般的にルーティンとは、決められた動作を繰り返すことを意味します。つまり「日課」ですね。

その意味で**歯科医院の業務は、年間を通して比較的に変化の少ないルーティンがある**といえます。多くの歯科医はその典型的なタイプで、身体には負荷を掛けず、安定した臨床のルーティンを確立しています。

歯科医の多くは職人気質で真面目で、ある意味では仕事の中で生きているのです。

つまり職人脳でルーティンをこなしています。

課題は、経営に対しても真面目に取り組むルーティンや、成長や学びのための負荷をかける新しいルーティンを作ることです。

そのままでは、**ルーティンというよりマンネリ化する可能性があります。**

一方、日常的に忙しく、**生活習慣の不規則さが課題となっているのが、1億円、2億円規模の歯科医**です。新しい情報や技術に触れることで専門的な能力は成長しますが、自分のリズムを作ることやバランスの取れた生活習慣を確立することが難しくなっています。

このステージの歯科医は、**最も時間貧乏な段階**でもあります。

この段階で注意したいことは、体を休めるために睡眠を取れているか、メンタルを安定させるために家族との時間や癒しの時間が取れているか、そういうところが生活習慣から欠落しがちです。

成長のプロセスにあり職人脳から経営脳への過渡期でもあります。

ここでしっかりコンディション整えられて、**次の成長に繋がるようなルーティンを作れれば**この1億円、2億円規模の歯科医たちが、限界を突破して、**トップ1%の3億円以上にいける**のではないかと思います。


そのトップ1%の3億円以上の歯科医になると、バランスの良いルーティンを確立し、自分の時間や健康への投資を大切にしています。

経営脳にスイッチした歯科医は、**休む技術を持ち、ビジネスの成功においてバランスが大切だと認識**しています。

多くの一般医的な歯科医は、変化の少ないルーティンと話しました。すなわちマンネリ化だと。一方、3億円以上の人たちは、変化に富んだ多様性のあるルーティンなのです。

毎年、同じようにルーティンを繰り返しているように見えても、実は、その中に新しい発見や変化、成長というものが生まれているのが3億円以上の人たちのルーティンです。良いルーティンを作ることに対して、常にアンテナを張って取り組んでいる人たちというところです。

POINT

職人脳は変化の少ないルーティン。
経営脳は休む技術を持ちながら多様性のあるルーティン。

STEP 16

お金の使い方・考え方

歯科医のお金の自由度は、基本的に年商の規模によって変化します。

一般的には、高所得者と思われますが、**個人事業で歯科医院を運営する歯科医は、お金の自由度が低い**でしょう。むしろ勤務医の方が、自由になるお金が多い場合もあるでしょう。

生活に必要な消費に困ることはないでしょうが、老後の不安や、資金の余裕が少ないため、消費行動に制限があります。そのため、欲しいものが買えるという満足度は低い状況です。職人脳の考え方が優位であることもあり、**幸福度の指標の中でお金という面から見た場合、満足が得られない段階**です。

これが、**1億円規模の歯科医になってくるとガラッと変わります。持ち家や車、ハイブランド商品など、個人的な消費が先行し、さらに最新機材など、物質的な欲求も次々と生まれます。**

利益の拡大に伴って、急速に支出も多くなるでしょう。収入が増えることで、誘惑も多く消費が急に活発になりますが、税金の納付などもあり資金繰りが厳しくなってしまうことがあります。

計画性なく消費を続けていると、ある段階でお金に関する自由度が下がっていき、幸福度も下がっていく傾向にあります。

このステージでは、まだ職人脳が優位のため、自分を律することが難しく、資金繰りに苦労することになると思います。

その1億円2億円のステージを超えてきた**3億円以上の歯科医は、投資活動が主体**となってきます。

消費行動はひととおり落ち着いて、派手な買い物は控える傾向にあります。

職人脳の割合が高い1億円規模の歯科医は、欲しいものを買いますが、3億円以上の人は、ひととおり好きなものは買って、やることはやったという経験があります。そして経営脳にシフトしているため、消費よりも投資活動や運用に重点を置き、お金を増やすことに注力します。

クリニックを安定的に継続して運営していくための資金や、スタッフを含めた老後の不安を解消するためのお金の考え方です。

POINT

職人脳は消費に対する幸福度の指標で満足度が低い。
経営脳は消費よりも投資活動。

STEP 17 アンチテーゼ（常識という非常識）

ここでいうアンチテーゼとは、**歯科医療の常識やルールに、異議や疑念を持ったことがあるか？**を指します。

日本では、医療の報酬体系は、厚生労働省により定められています。国民は、国民皆保険制度により、健康保険に加入しています。

通常、歯科医院では、国の診療報酬制度に従って診療を行い、これに従うことで報酬を受け取りますが、この制度には患者や国の利益と一致しない側面あると思います。

たとえば、保険診療では銀歯が多く使われてきましたが、金属アレルギーがある患者は、保険診療では使えない歯科材料や方法で治療を行うことになります。

このように、**医療を全体的に見た場合、保険が適応される診療のみでは、患者にとって不自由な診療ではないか？**という疑問を持って診療している歯科医はどのくらいいるでしょうか。

職人脳の歯科医は、処置や治療の内容に対する点数の設定を、疑問なく受け入れています。その通りに治療を完結する保険診療の流れが主体です。医院収益の80％ぐらいはそういう状態で、自由診療は10～20％くらいでしょう。

もちろん、歯科の医療制度は、見直しや改善など更新されており、2025年には「国民皆歯科検診」が導入される予定です。

しかし、いわゆる統制的な医療活動を強いられてしまう既存の保険診療に対して、それは**常識という非常識**ではないかというアンチテーゼの視点も必要です。

それは本当に患者の利益にかなっているか、常に疑問や、違う角度からの物の見方を持って臨むべきだと思います。

保険診療は、言葉を変えれば自由診療の反対ですから、〝不自由診療〟とも言えるかもしれません。

現行の医療報酬システムに対するアンチテーゼは、将来の保障性や持続可能性に関するものであり、保険診療と自由診療の両方の視点を持つことが重要です。その考え方を中心とした診療の体系というのも備えておかないといけません。

経営脳にシフトした歯科医は、既存のシステムや価値観に対するアンチテーゼ思考を持っています。

その診療が、本当に患者の人生や、日本社会の将来のためになるのかを常に考えて、診療・治療を組み立てます。それが年商3億円以上の歯科医院の経営ができる歯科医です。

POINT

職人脳は常識を疑わない。

経営脳はアンチテーゼ視点で患者や将来を考え組み立てる。

STEP 18

利他と奉仕（医療人としてのマインド）

アンチテーゼの中でも述べましたが、国民皆保険制度は診療と治療行為に対して、報酬が決まっています。

診療・治療には様々なアプローチの仕方がありますが、基本的に保険診療は、ベストを尽くそうが、手を抜こうが、一切関係なく同じ報酬点数で金額が決まっています。

成功・失敗というのは医療において難しいものの、**どれだけ技術の研鑽をしようが、怠けていようが、下手だろうが、報酬額は同じ**なのです。品質は評価されていないのです。競争のない世界でもあるわけですよね。

そうなると、良いことをやろうと思うと、その動機付けは**奉仕の精神、利他の心がないと、本当に良い医療は提供できない**と思います。

歯科医は真面目な人が多いですから、**個人事業で運営されている職人気質の歯科医は、この状況を当たり前**と思っています。小規模な歯科医院は、保険診療に奉仕の精神や利他の精神で患者に尽くしていると、おのずと限界が来てしまいます。お口の中だけを見て一生懸命やっても、**それだけでは医院の利益や成長に繋がりません**。そういうところを知っておく必要があります。

技術力に自信があり、自由診療に舵を切っているのであれば、価格設定も自由度が高く、やることに関して制約される条件等がありません。そのため、自由診療という領域を広げて、患者のためにやれることを徹底して尽くす歯科医は、その理解や奉仕の精神を活かしやすいでしょう。

しかし、自由診療はマーケットを獲得するために、保険診療の枠組みの中では、その自由を得ることは非常に厳しいという現実もあります。

経営脳になった歯科医のもとでは、**保険診療と自由診療のバランスが設定されています**。その双方に対するマーケティング戦略、いわゆるニーズに合わせて患者の誘導が行われています。

患者に正しくその価値を伝え、**患者は、保険診療と自由診療の違いをわかった上で支払ってくれます。その代価に見合った形で奉仕しなければ、患者も医院経営もサスティナブルではありません**。

もちろん、医療の本質である奉仕の精神は大事です。

経営脳の歯科医は、**費用対効果や投資対効果を鑑み、患者に提供する奉仕活動としての医療行為に対するガイドラインをしっかり持っています**。そのような年商3億円以上の大規模医院から、学ばねばならないことは多いと感じています。

POINT

職人脳は保険診療に奉仕と利他の精神で疲弊する。
経営脳はガイドラインがある。

STEP 19

家族時間

家族時間については、私の主観が入った考え方になります。

個人事業で歯科医院を運営している規模の歯科医は、仕事と家庭の分離ができているケースが多いです。休みの日にセミナーや学会に参加することもない場合が多く、休診日は、家族と過ごす時間になります。ある意味、勤め人のようにプライベートと仕事の時間がはっきり分かれています。

それが、年商1億円、2億円規模になると逆転します。

週末や休みの日は、セミナーや学会に参加するなどの活動をされている歯科医が多いです。

さらに平日も診療で予約がいっぱいになっているでしょう。メインプレイヤーは自分自身ですから、診療が終わっても次の日の患者の治療計画の作成や、治療・診療以外の業務、活動が多くなります。他にも情報収集やさまざまな付き合いがあり、非常に忙しくしています。

そのため、家族との時間、自分の時間がとれません。

家族と過ごす時間が極めて少ないことが、1億円2億円規模の歯科医の特徴です。

では、3億円以上になるとさらに忙しいと思われるでしょう。

しかし、**経営脳にシフトした歯科医は、お金も時間もどちらも満たされています**。

なぜなら、自分がメインプレーヤーではないからです。いわゆる**労働集約型から脱却し、自分が不在でも、組織のメンバー達が現場を運営できるようにシステムが構築**されているのです。

仕事で拘束される時間から解放され、子どもの学校行事にも参加して、家族との時間を大切にして自由な時間を取れるように計画しています。

誰でも最初から3億円の成功者というわけではありません。開業した時は資金繰りに苦労し、1億円のフェーズでは忙しくて時間がなく家族を犠牲にしてしまうことがあったでしょう。

しかし**家族があってこそ仕事が成立していることに気づき、次の3億円のフェーズへと計画を構築**しています。職人脳から経営脳へ、さまざまな体験を経てシフトしていくのです。

POINT

職人脳は家族と過ごす時間を持つ、逆に極めて少ない。
経営脳は家族があってこそ仕事が成立すると気づいている。

STEP 20

経営ビジョン

「フィロソフィーPhilosophy」とは、元々ギリシャ語で「知を愛する」という意味です。その後、哲学という訳に定着したといわれています。企業では、理念、ビジネス用語で「フィロソフィー」と使われる場合もあります。俗に、経験などから築き上げられた人生観や世界観であり、全体を貫く基本的な考え方を意味します。歯科医院の経営においても、フィロソフィーは最も重要といっても過言ではありません。

その**「フィロソフィー」は、ビジョンを具現化するために必要な考え方と行動指針**といわれています。

職人脳が優位である段階の**歯科医は、経営のフィロソフィー（理念や哲学）やビ**

ジョンを持っていないと考えられます。診察や治療に重きを置き、経営や戦略的なビジネス展開にはあまり注力していないことを意味しています。

自分の医院の理念を設定せずに開院して、日常の業務に追われ、経営の全体像や将来的な目標設定に至らないケースが多いと思います。

しかし、フィロソフィーは重要ですので今から考えていくことをお勧めします。フィロソフィーを基に、ビジョンを策定していくためです。

1億円、2億円規模の歯科医になるとビジョンを持っています。

自分の技術力やそれを最大化する設備に自信があることから、歯科診療における独自の信念を持っています。単なる職人脳からビジネスの発展を考える経営脳にシフトし始めていることも起因しています。

しかし、そのビジョンの設定には、フィロソフィーが欠けている場合があります。

自身の能力を全面に押し出し、治療方法やサービスの質に対する信頼を築くため、専門に特化した内容になっていることが多い傾向です。経営上の意思決定は、日々の業務に基づくものであり、大局的な視野に欠けることがあります。

フィロソフィーは、歯科医院の経営における成功の鍵でもあることを、3億円以上の高度な経営脳を持つ歯科医は認識しています。**フィロソフィーを基に、ビジョンを策定し、全体的で長期的なビジネス戦略と市場での差別化に重点**を置いています。フィロソフィーと明確なビジョンは、経営の方向性を定め、全ての決定に一貫性をもたらすからです。

そして**共有されたフィロソフィーやビジョンはスタッフ間の一体感を生み出し、**チームワークと効率的な業務の運営を促進します。

また、**クリニックのフィロソフィーを通じて、患者もその治療方法やサービスの質に対する信頼を持つ**ようになります。

POINT

職人脳はビジョンがあってもフィロソフィーがない。
経営脳は明確なフィロソフィーとビジョンがある。

CHAPTER 3

職人脳と経営脳

（マネジメント）

STEP 21

医院運営

初めて開業して運営を始めたばかりの時と、年商が上がってきた時点では、歯科医院の運営に違いがあることは当然です。

職人脳と経営脳のバランスも影響を及ぼしています。

職人脳の考え方では臨床的な能力を重視し、経営脳はマネジメント能力が高いといえるでしょう。

医院運営は、個人事業や開業して間もないとき、職人脳の要素が強いものです。歯科医という職人気質が影響しています。そして、これまでの自分の技術や労力に依存して、勤務医の延長で働く傾向があります。経験もなく、医院を運営するための情報量が圧倒的に少ないためです。まずは日々の診療をこなしている状態といえます。

個人事業で運営する医院の規模は、院長を合わせても数人でしょう。

これから開業を目指している人は、勤務医として働いている時点から、**開業して成功している歯科医や、最近、開業した先輩など、複数の相談する人を持つことをお勧め**します。なるべく早く、経営脳へシフトできるように準備を重ねていくことがポイントです。

年商1億円を超えてくる歯科医は、リーダーシップを発揮し、組織をマンパワーで動かしている場合が多く見受けられます。クリニックのスタッフ数も10人を超えてくるでしょう。

リーダーシップは一見、経営脳に思われますが、メンバーを導く力です。経営脳になるにはマネジメント能力が必要です。マネジメントは、経営資源を管理し、成果を上げるための手法を考え、組織を管理する能力です。

年商1億円、2億円規模の歯科医は、**専門的な技術力に自信を持っており、そのプライドが足かせになる場合**があります。もちろん医療を追求するプライドは、他の人よりも努力してきたからこそ備わっていると思いますので大事です。

しかし、歯科医院の経営では、**自分自身にスポットライトが当たるようなプライドは捨てた方がいい**でしょう。**医療の主役は院長ではなく患者**であるわけです。

一人ひとりの患者には、それぞれの背景やストーリーがあります。私たちが患者へ提供する行為は、患者がいい人生を過ごす一部分にすぎません。**レントゲンを見るだけでは、主人公の患者が望んでいることはわからない**のです。私たちの仕事は、患者を主人公に、歯科医や歯科衛生士などクリニックのスタッフがチームで、患者のストーリーをコーディネートし、患者が望むところへ導くことと思います。

年商3億円以上の歯科医は、完全に職人脳から経営脳へシフトして取り組んでいます。スタッフ数は数十人規模で、分院を展開して運営しているケースもあるでしょう。経営脳で戦略的に組織を仕組化して管理・運営しています。

POINT

職人脳は臨床的な能力で運営。経営脳は戦略的に組織化して管理。

STEP 22

人財の集め方（リクルーティング）

近年、歯科業界も求人倍率がとても高くなっています。

そんな状況で人財を集めるとき、年商3億以上と、個人事業規模や、1億円、2億円の歯科医院では圧倒的な違いがあります。

個人事業で運営する規模の歯科医は、ハローワーク、専門求人サイトなどに掲載する一般的な方法で求人を出すやり方がほとんどです。しかし、すぐに採用できることは難しく、**年単位の時間がかかり、待つしかありません**。

一方、年商1億円、2億円の歯科医は、専門技術などのカリスマ性がある方が多く、その分野で優位性を持っています。そのため、求職者へのアプローチでは、得意な技術を利点として、研修や学習ができる、一緒に働けるなどを売りに、ある程度人を集めやすいでしょう。

また**1億円、2億円規模では、歯科医院の規模を拡大していく入り口**です。**歯科医が院長以外にも必要となり、その人材の集め方では難しい時期**でもあります。

そして、それらのステージで失敗も含めた経験を積んできた、3億円以上の歯科医になると、もはや求人のネットワークシステムを使いこなしています。そしてブランド力でも差別化が図られています。特に、福利厚生を含めた条件などの、環境要因を満たす仕組み化ができているのです。

実は、**求人における手法の一番の違いは、目線**です。

個人事業の歯科医院や、1億円規模の歯科医は自分目線なのです。私たちの条件は、こんな内容で、こういう職場です、こういうことを教えます、というように**主**

体が自分になっているのです。

それが**3億円以上の歯科医院になると、**あなたは、どんな医療者になりたいですか、あなたにとってこんな環境はいかがですかなど、**求職者、相手の目線**で語られています。

POINT

職人脳は歯科医院の目線でリクルーティングする。
経営脳は求職者の目線で仕組み化。

STEP 23 スタッフ教育

経営学には、**2－6－2の法則**という考え方があります。

あらゆる集団において、パフォーマンス（生産性）の良い人が2割、中くらいの人が6割、よくない人が2割の割合で存在するという経験則です。

これには留意点があります。そのどの部分をとっても、例えば、良い2割のみを取り出しても、その中でまた2－6－2の分布となってしまうのです。

そのため、パフォーマンスが良い人2割に、責任と権限を与えて任せるとパフォーマンスが向上していきます。

スタッフの教育システム、文化や仕組みは、歯科医院のスタッフ数にもよります。

個人事業の歯科医は、今ある姿、自然の流れに身を任せているという状況に近いところがあります。人を育成しているというよりは、院内のやり方、業務の手順、作業を教えていると思います。その簡単なマニュアルなどはあるでしょうが、明確な育成のシステムは、持ち合わせていないでしょう。

スタッフの数が一桁の数人であるためです。

技術的に尖っている人たちが多い年商1億円規模は、クリニックのスタッフ数も2桁になっているでしょう。

そのため、医院の強み、つまり、**自身の得意な技術を最大限に活かすように、しっかりとした育成のマニュアルやシステムを構築しています**。そしてそれを指導・教育する文化が形成されています。その**技術に特化して教えることができているのは、職人脳が優位な1億円、2億円規模の歯科医**に多く見られます。

年商3億円以上の歯科医院のスタッフ教育は、技術的なことの教育は当然です。それ以上に、医療人としてのあり方、医院の理念やブランドを、しっかりと育成するシステムを構築しています。

経営脳で考え、医院のブランドに則って、あり方とやり方、両方を教えています。

医院の理念・マインド教育はもちろんのこと、技術の育成も、歯科医院、スタッフの中長期的な成長のために整えています。あり方やり方をバランスよく、人間力を育てる包括的な教育のシステムが整えています。

その結果、**3億円以上になると、**ナンバー2となる人材が育ち始めます。院長が不在でも、**現場が困らないように、ナンバー2が育つ教育システムが出来上がっています。**

実は、1億円、2億円規模の歯科医では、ナンバー2がなかなか育ちにくいものです。なぜかというと、院長が全部やりますし、院長が一番うまいのです。そのため、ナンバー2が極端に育ちにくい環境となっています。自分の腕に自信を持った職人脳の院長が中心に、全てが運営されているのです。

院長がいないときでも、医院を安定的に運営できる責任や権限を委譲した、いわゆるナンバー2の存在を育てられる、そういう機能が整っている状態が3億円以上です。

それは、分院展開をするにおいても重要です。ナンバー2が育っていれば、医院を2件目3件目と開院したとしても安定的に成長していけるフェーズであることが3億円以上の歯科医院です。

一方、ちょっと**危ないケースは、1億円を超えたからといって、2件目を出したら、その途端に医院のマネジメントができなくなる職人脳の歯科医**です。職人脳の歯科医では、自己中心的であり、ナンバー2を育てるという思考と、運営するための教育の土壌がない事が一番の原因と感じています。

POINT

職人脳は技術に特化したスタッフ教育。
経営脳はナンバー2を育てるシステムがある。

STEP 24

チームビルディング

開業したばかりの歯科医院や、個人事業の歯科医院では、歯科医は院長のみでしょう。

その場合には、チームという概念が生まれにくいです。

大きな理由としては、医院の規模的に10人以上のスタッフが所属していることが少ないからです。そのため、個々の役割で完結できるのです。

例えば、受付・助手で兼任1人、衛生士が2人ぐらい、先生が1人などですね。少人数で役割が明確、それ以上を求められない場合が多いため、基本的にチームという概念が生まれません。

歯科医が院長1人でも、売上が1億円を超えてくると、チームが必要となってきます。

年商1億円を超える歯科医院の特徴は、基本的には予約がいっぱいになってくる状態です。

そして、スタッフ数も、概ね2桁を超えてくると思います。そうすると、**院長1人がリーダーとなって、統率できる人数の上限を超えてくる**のです。もちろん、最終的な責任者は院長でしょうが、それぞれ専門の責任者に権限の委譲ができていない場合が多いです。

諸説ありますが、**1チームは、7名から10名の間ぐらいが最適**といわれています。例えば、軍隊の人数も7人か8人のところが多いとされています。それを超えると、その下にまた小隊長を入れて、またその下に紐づいていく構造です。

1億円規模の歯科医院では、**チームというよりは、グループ化して、院長が直接**

的に指示を出す構造になっている場合が多いでしょう。

自律型のチームが完成しているのではなく、**自動運転できる仕組みは、まだ備わっていない状態のチーム**である場合が多いと思います。

職人脳の考えが強い1億円、2億円規模の歯科医は、ちょうどその過渡期、移行期なのです。


ここでいう自律とは、自分を律するという方の自律です。**自分たちで考えて、自分たちで結果を出すという、自律型のチーム**というところまでまだ成長できていない、過渡期です。

基本的にはトップダウンで、院長の指揮・統率でないとチームが十分に機能できていないことが多い。それが職人脳が優位の1億円、2億円レベルだと思います。


ただし、グループやチームを形成し始めるのも、この規模感です。先のスタッフ教育の話とも関係するように、ここから、**ナンバー2と呼ばれるような方たちが、院長に代わって、チームを率いることができるようになってくると、次のフェーズとなる3億円に向かって、チームビルディングが必要**になってきます。

チームが複数あって、それぞれ指揮・統率するリーダーが存在している歯科医院は、既に3億円以上になっています。部門ごと、もしくはプロジェクトごとにチームが存在しているでしょう。そのチームは、ずっと同じチームの場合もあれば、目的に合わせて変化もします。

3億以円上の歯科医院が、1億円、2億円と違う大きなポイントは、チームを指揮統率するリーダーが、院長とは別に存在している事です。

経営脳を持った3億以上の歯科医は、院長ではないチームリーダー、プロジェクトリーダーが、チームビルディングにより統率しています。誰がプロジェクトリーダーに適しているかは、それぞれの医院の人事評価のシステムや、理念に則っていると思います。年功序列もあるかもしれません。

院長以外のナンバー2、ナンバー3によるチーム形成を、常に意識しているのが3億円以上の経営脳の歯科医です。

そして、それは形を変えて、時代に合わせて、必要なときにチームを作っているでしょう。例えば、治療以外に、予防を主力と計画していく際には、予防のチームが必要になってきます。

しげなが歯科医院では、口腔のケア以外の取り組みも始めています。

口から、腸や全身が繋がっているという考え方を、院内で着々と浸透させていきます。口腔ケアのことしか学んでない、携わっていなかった歯科専門スタッフが、体のことまで他の専門家とともに患者と共有して、全身の健康を目指します。

口腔ケア以外へのアプローチは、やはりチームを作ってプロジェクトを立ち上げて取り組む必要があります。そういった目的に合わせて、チームを作り動かせる、育てる計画を実行していくのが3億円以上の歯科医院の特徴です。

POINT

職人脳は院長が中心のチーム形成。
経営脳はナンバー2、3に権限を委譲したチーム。

STEP 25

業務オペレーション

歯科医院の業務オペレーションを構成する要素は、たくさんの種類があります。**機械的に手順が決まっている診察業務のオペレーションから、医院の組織を全体的に運営することもオペレーション**です。

チームビルディング、エンパワーメント、スコアキーピングを取り入れたオペレーションもあります。

業務の工程は、仕組み化することにより、オペレーションを円滑に効率化できる可能性があります。

どのような戦略にしていくか、ここでも職人脳、経営脳の考え方が影響してきます。

たとえば、患者むけに診察の手順が示されている歯科医院があれば、患者には明示してはいないけれど、院内ではオペレーションが共有されている場合もあるでしょう。

職人脳が優位で、権限が自分に集中しているタイプに多いのが、個人事業主の歯科医です。

その時の患者により、院長の指示のみで、スタッフはそれに合わせたやり方です。

このタイプのオペレーションは、業界の慣例や常識的なことを参考にして流れに任せている傾向にあります。患者に合わせた対応が最適と考え、単純で直感的なオペレーションを好んでいます。

スタッフは院長の指示待ちをする状態で、患者が多いわけでないにも関わらず、待ち時間が長いなどの弊害が起きている可能性があります。オペレーションを効率化することは、患者にもスタッフにも、歯科医院の収益性にとっても重要です。

患者もスタッフ数も多くなった**年商1億円、2億円規模の歯科医院は、**一定のシステム化と効率化が不可欠です。

この規模の歯科医は、**指示をオペレーション化しています**。高いレベルで一貫性のあるサービス品質を維持するため、明確なガイドラインが設けられていることが多いです。

しかし、**院長である歯科医が強いリーダーシップを持ち、プレイングマネージャーとなっているケースが多い**と思います。それは職人脳の優位性が高い状態です。その院長のみに依存していることは経営的には大きなリスクです。**経営脳を次の段階に進めるには、マンパワーに依存しないオペレーションが必要**になってきます。

年商3億円規模の経営脳になっている歯科医は、人の動きを自動化しています。

この規模になると、歯科医が複数名、それに伴い歯科衛生士のほか、歯科技工士など総勢で数十人規模となっています。**オペレーションが自動化できている結果、スタッフは、より専門的な業務に集中できるようになり生産性も向上**します。

経営脳にシフトできると、自分自身へのこだわりはなくなります。**ほかの歯科医より優れていることに優越感を抱くという次元から、みんなが一定の水準以上の能力であれば、オペレーションにおいて全体の生産性が向上するため良い**と理解しています。

この規模の経営においては、いかに運営、つまり実際の事業を運転するにあたり、**オペレーションを効率よく自動化**して遂行できるかが重要です。それを管理、つまりマネジメントすることが経営と認識しています。

しげなが歯科医院は、80名越えのスタッフが在籍しています。チームビルディング、エンパワーメント、スコアキーピングを取り入れ、オペレーションを自動化しています。

POINT

職人脳はマンパワーに依存した業務オペレーション。
経営脳は全体を自動化している。

STEP 26 リスク管理

経営にはさまざまなリスクがあります。

それらを適切に管理することで、安定した運営と成長を実現できることになります。経営者は、常に試行錯誤しています。

歯科医院の経営における主なリスクには、患者数の減少、最新設備の導入によるコスト高、人材、医療規制の変更、医療事故や訴訟など様々あります。それらのリスクの管理方法も多岐にわります。

たとえば、患者数が減少している際の対策として、患者の満足度向上のためにアンケートを実施し、サービスの改善に活かす方法があります。

ほかには、導入機材に対する費用対効果の分析、定期的な財務状況の確認、スタッフのキャリアパスの構築、業界動向や法規制の変更をチェックし業務を更新する、など多岐にわたります。

さらに自然災害や緊急事態も考えられます。そのようなリスクを適切に管理し、状況に応じたリスク管理の戦略を立案して実行できるようにすることが重要です。

しかし、**リスク管理が後手に回ってしまうのが、個人事業規模の歯科医**です。日々の業務に集中するあまり、職人脳の特徴が出てしまっているケースです。予期せぬ事態や問題に対して、事後的に対応する傾向があります。つまり、計画的なリスク管理や対策はなされていないため、問題が発生した後に対応する状態です。

一方、リスクのレベルに合わせて適宜、対応するのが、年商1億円、2億円規模の歯科医です。

この規模になった歯科医にとっては、ブランド力や評判が最も重要と位置付けています。**年商1億円、2億円規模の歯科医は、そのブランドや評判を毀損するようなリスクには、敏速に対応**しています。

たとえば、患者数の減少に対してはマーケティング戦略を見直し、設備の故障にはバックアップ設備の準備やメンテナンス計画の強化などの対応をしていると考えられます。

しかし、**職人脳の割合が大きい歯科医は、**予防的なリスク管理に消極的であり、それが現状の**1億円、2億円規模の歯科医院が、3億円以上の事業へ発展することに制限をもたらしている**といえるでしょう。

年商3億円以上の歯科医院の歯科医は、リスクを詳細に分析することはもちろん、**再発防止のシステムを構築**しています。リスク管理とは、組織の持続的な成長と適応性を確保するための重要な要素と位置付けているためです。

経営脳で考える歯科医は、継続的なリスク分析、再発防止のシステム構築、組織をアップデートしています。変化する市場環境に柔軟に対応できるよう、組織全体で取り組む経営体制を築いていきます。

POINT

職人脳はリスク管理に消極的。
経営脳はリスクを分析し再発防止のシステム構築している。

STEP 27

タイムマネジメント

歯科医院の時間については、2つの視点があります。

まず、**患者へは、心地いい時を提供する、**そういう時間の使い方までを視野に入れた時間の管理、つまりタイムマネジメントすることが大切です。

術者・職人としてのタイムマネジメントは、処置の時間をどれだけ早くするか、何分で何点上げるかなど、歯科医院の収益に直結します。

たとえば患者の目線では、予約が取りやすくて便利だと医院に来ることは当然あるでしょう。予約がなかなか取れないから、他の歯科医院を探そうということもあると思います。

実は**この予約の取りやすさ取りにくさから、既にタイムマネジメントが始まって**

います。

患者にとって最適な来院スパンは何かと考えたときに、おそらく患者は行きたいときにいつでも診てもらえるような、そんな歯科医院がいいと思うわけです。

一方、**歯科医院が考えるべきタイムマネジメントは、経営的な効率を担保し、患者が安心して通えるような、歯科医院**であることです。

患者の便利さを考えて、いつでも予約の取れる歯科医院にすることは、経営面から見ると予約を埋めるためにリスクを冒さないといけないことになります。たとえば、1週間後の予約がスカスカでいつでも取れるような仕組みの場合、診療当日の予約が生まれない可能性もあり、経営的にリスクが高い状態です。このタイプは個人事業規模で**職人脳の歯科医に多い、患者の都合に合わせて予約を取っているケース**です。

また、**予約が1ヶ月、2ヶ月と取れないような人気の歯科医院になってくると、今度は患者がドロップアウトしていきます。患者にとって心地よくない予約の感覚**になってしまうのです。年商1億円、2億円規模の自分の技術力に自信のある職人脳の歯科医に多いでしょう。

歯科医院は、**治療で通う患者、予防の定期検診で通う患者と、患者の状態に合った、最適なアポイント間隔を戦略的にタイムマネジメントする必要がある**のです。

言ってみれば、時間というのは命と一緒。お金と同等の価値があると、その重要性というのをしっかり理解をしているのが年商3億円を超える大きな歯科医院の経営脳の歯科医たちです。

しげなが歯科医院は、治療では概ね2週間の隔週、予防や定期検診は月に1回で通院できるようなリズムを大事にしています。

アポイントが空いてしまって埋められないようなリスクを回避しつつ、アポイントが取れずに患者がドロップアウトするリスクも回避しています。

ある程度人気があって、予約が取れないレストランのイメージですね。レストランの予約が取りにくいけど、ちょっと早めに予定を立てておいて、予約入れてそれに合わせて行動しようという感覚です。

このリズムは、治療で通院する場合、3週間ですとスパンが長く不規則でしょうから、月に2回行けるぐらいの隔週スパンで予約が取れる状態を維持しています。
予防や定期健診の患者は、1ヶ月の定期検診では1ヶ月で取れるのか、3ヶ月ごとのメンテナンスの方はちゃんと3ヶ月後のメンテナンスの枠を取れるのかを考えながら、タイムマネジメントを行なっています。

そのために、スタッフの配置、チェアの数、新規の患者の数などをコントロールしています。そういうタイムマネジメントが経営としては必要なのです。

一つ一つの診療・治療の時間、そして1人の患者の治療の期間という考え方は、しっかりと歯科医院ごとに、仕組み化しておくことが必要です。オペレーションを規格化しておくことは重要なのです。

俯瞰的な時間の見方、その感覚といったものはしっかりコントロール下に置きましょう。

自然発生的に予約が取れないとか、自然発生的に予約がスカスカではなくて、**意図的にアポイントの感覚を生み出すため、タイムマネジメントしましょう**。

今は新規の患者を増やすべきなのか、逆に今は受け入れが難しくなっているから治療の期間をなるべく圧縮するべきなのか、もしくは少しチェアの数を増設するのか、スタッフの数を増やして対応するのかなど、常に時間をコントロールして、患者にとって最適な通院環境を作ってあげましょう。

POINT

職人脳は患者に依存した予約。経営脳は経営的な効率を担保し、患者も心地よくして通えるようにタイムマネジメント。

STEP 28 問題解決

歯科医院で想定される問題には、患者ケア、運営、財務、マーケティングなど、多岐にわたります。

たとえば、患者に関する問題では、待ち時間が長い、治療の質が一貫していない、スタッフの対応が不十分、などがあるでしょう。患者の満足度が低下することで、経営に悪影響をもたらす可能性が高くなります。

運営の管理面では、職場の環境、スタッフの離職率が高いなどのほか、患者サービスの質の低下、新規スタッフの採用や、トレーニングのコストが増大することが想定されます。

それに加え、設備投資やその返済、運営資金などキャッシュフローに問題が生じることもあります。

マーケティングでは、ウェブサイトが最適化されていないなど、効果的なマーケティング戦略が欠けていると集患にもリクルーティングにも影響します。

このように多岐にわたる問題が想定されますが、**個人事業の歯科医は、経営上の問題に気づきにくい**傾向にあります。

職人脳の割合が大きく、日々の診療や業務に集中するあまり、経営全般に対する認識が不足しているためです。経営脳の考えがほとんどなく中長期的な視点が欠けているといえます。

歯科医院の規模が大きくなり、複雑性も増加することで、問題も多様化してくるのが1億円規模の歯科医です。より多くの戦略的な意思決定と管理が求められるようになる状態がこの段階です。

治療技術に注力するだけの職人脳から、組織全体の効果的な運営を考える経営脳への移行が求められます。

実際、1億円、2億円規模の歯科医は、常に患者のクレームや院内外のトラブルなどの問題解決に追われている傾向にあると思います。

経営脳にシフトしないと、日々、問題の解決に追われることになりかねません。この規模の歯科医院が、経営の持続と成長するには、**問題を解決する経営脳の強化が重要**な要素です。

問題を解決することに対し、原因の分析と再発防止に重点を置くのが、高度な経営脳に基づいた3億円以上の歯科医院の経営者の考えです。

それは、**あらゆる経験を積んできた**ことから、長期的なビジネス戦略の一部として取り組むためです。

年商3億円以上の歯科医院になると、問題が発生した際に、それを**単なる個別のエピソードとしてではなく、組織全体のシステムの中での出来事として捉えます。**

問題の根本原因の分析と、**将来の再発を防止するためのシステム的な対応が構築**されています。

つまり、**短期的な対処だけでなく、将来的な成功と、持続可能性に寄与する解決策を持っています。**

POINT

職人脳は、問題に気づきにくく個々の対応に追われる。
経営脳は組織全体の解決システムが構築されている。

STEP 29

仕組化

年商3億円以上の歯科医院を作るには、仕組化は重要です。

しかし、開業したばかりや、**個人事業の歯科医は、**仕組みに興味がありません。

1日の日課、習慣としての作業が主となるため、仕組化の手前にあって、**まだ職人脳のため、気づけていない**のです。

1億円規模になってくると、技術面や診療で独自性のある仕組みがあります。

仕組みの重要性に気づき、独自に改善を繰り返して、特に**技術面においてブラッシュアップが進んでいます**。それは、大学病院で研究をしていることで体験していることから学んでいるのでしょう。職人気質を発揮し、医療の現場における様々な気づきや改善を、いつの間にか仕組みとして構築しています。

しかし、**経営に関する仕組み化は、学んでいないので脆弱です。1億円、2億円規模の歯科医は、トップダウン形式のマンパワーで引っ張っていっているため、ス**タッフは全て院長の指示を必要としています。

年商3億円以上になると、180度変わってマンパワーに依存しません。スタープレイヤーがいるかどうかではなく、医療サービスと患者を結びつけて、どうあるべきかという歯科医療のあるべき姿を目指していきます。

経営脳で考えると、仕組みや体制が主体であって、人は**自分自身も、その大きな流れの中で、仕組化されて動けるように構築**しています。

しげなが歯科医院では、これまでの経験から必ず結果が出る仕組みが3つあります。

1つはチーム制です。健全な目標にスタッフ同士やチーム同士でお互いが向かって競い合えるゲーム性を持たせています。

2つ目は、初診時カウンセリングシステムと呼んでいる仕組みです。患者と歯科医院側の距離がとても近くなりました。内容的には、ヒアリング、コーチング、ティーチング、コンサルテーションです。患者と最初に徹底的に対話をして信頼関係を作ることです。患者の知りたいことを独自のデーターベースに蓄積して出来上がっています。その結果、仕組化できているため、どのスタッフが対応しても同じです。クレームがほとんどなくなりました。

そして3つ目がスコアキーピングの仕組化です。

特に**スコアキーピングの仕組化は、個人事業でも、年商が1億円、2億円、3億円以上のどんな規模の歯科医院でも年齢や性別にも左右されずに結果が出る方法**です。

POINT

職人脳は技術や診療のみを仕組化。
経営脳は全体的な仕組みや体制が主体。

STEP 30

スコアキーピング

スコアキーピングとは、仕事が楽しくなる仕掛けづくりであり、それぞれがゲームのように楽しむものなのです。

しかし、**伝え方間違えると、数字をただ追い求める、いわゆるノルマと勘違いされると、スタッフは疲弊してストレスになります。**

スコアとは、単に売上に直結する目標数字ではありません。一人ひとりに対して、ミッションや目標を設定し、ゲーム性があることで、チャレンジしながらクリアしていくストーリー付けがあり、達成感が得られる仕組みにデザインされているのがスコアヒーティングです。これによりパフォーマンスが向上し、結果的に売上増にも繋がります。

例えば、ダイエットで体重を減らしたいと考えた時、今日は食べすぎたから明日は少なくしよう、というように具体的な数値がないと、いつまでも達成できないと思います。

何ヶ月で、何キロ減らしたい、体脂肪率は何％を目指す。その計画のため、1日の摂取カロリーは何カロリーに、運動を何分間する、など具体的な数字で管理していきますよね。今日はお菓子を100カロリー食べすぎたから、15分ジョギングしようなど、調整していくと思います。

このように**一人ひとりのスコアを見える化**していくのです。歯科におけるスコアというと、保険点数、ユニットの稼働率がありますが、患者のクレーム数もスコアの一つです。

ほかにも、記録や準備、施術時間など**細かい業務もスコアで見える化することで、不平等感や不公平感がなくパフォーマンスを最大化**します。

数字やスコアを意識していないのが、個人事業規模の歯科医といえます。目の前の診療、業務に対して、日々アクションを起こしている人たちです。スコアという概念は、基本的に持ち合わせていません。

全く見ないわけではないのですが、職人気質で、数字よりはお口の中の状態や、今日の患者に対して何をしようかという、目の前の診療・治療を優先します。

例えば、患者1人当たりの売上単価、普通保険の点数は何点、自由診療の比率はどうかとか、そういった意識的にスコアを見るということが、ほぼないと思います。

次に、**スコアを成績表の結果として捉えるのが1億円規模の歯科医**です。

今日はどうだったとか、今月はどうかという感じです。決算書は見るでしょうが、いわゆる結果論で、自分の結果はどうだったか、成績表としてスコアを捉えているような、職人脳に多い傾向です。

年商3億円以上の歯科医は、経営脳で考え戦略的にスコアキーピングを取り入れ

ています。

歯科医院のベースとなる理念・ビジョンの中で、スコアを使いながら、自分たちの行動を選択してアクションプランを組み立てます。さらに、**目標から逆算してスコアを使いながら戦略を組み立てています。**

私は、**スコアキーピングとはスキルであって、スコアというのは道具という考え方**です。

道具は、使いこなせれば使いこなせるほど、個人のスキルが上がり結果に反映されるものです。私自身が歯科技工士という職人だったことが影響しているでしょう。

しげなが歯科医院の歯科技工士は、スコアキーピングを取り入れて残業時間が減り、パフォマンスも上がりました。

一般的に歯科技工士は、診療が終わった後も作業があり、残業が多い傾向にあります。

そこで、どのくらいの時間で帰ることができているのかを記録して、スコアキーピングを始めました。そうすると、自然と作業時間のメリハリがついて、残業が減りました。

決して仕事量を減らしたとか、品質を落としたのではなく、毎日、スコアをつけることで、当人たちが計画的に自分で仕事をコントロールしたのです。

歯科技工士に限らず、なぜ残業になっているのか、**スコア化して見えるように仕組み化することが重要**です。たとえば仕事の終わりとはどういう状態か、人によってバラバラだと思います。早く帰りたい人や、時間に余裕のある人によって影響されることがあります。

そこで、チームにとっての業務の目標を設定することで、この業務を何時までに終わらせるという共通の認識ができます。**目標と結果をみんなでシェアする環境を**

設定することが経営者の役割として重要です。

POINT

職人脳はスコアを結果として見る。
経営脳は目標から逆算して戦略を立てる。

CHAPTER 4

投資戦略

（ファイナンス）

STEP 31

お金の使い方

歯科医のお金の使い方やその自由度は、年商の規模によって変化します。

たとえば一般的に3000万円というと、高所得者と思われますが、**個人事業で歯科医院を運営する3000万円規模の歯科医は、お金の自由度が低い**でしょう。**むしろ勤務医の方が、自由になるお金が多い場合もある**でしょう。

職人脳の考え方が優位であるため、幸福度の指標をお金について見た場合、満足が得られない段階です。生活に必要な消費に困ることはないでしょうが、老後の不安や資金の余裕が少ないため、消費行動に制限があります。そのため、欲しいものを買いたいという満足度は低く、歯科医院を運営する資金繰りが厳しい状況です。

これが、年商1億円規模の歯科医になってくるとガラッと変わります。利益が拡大し、**収入が増えることで、誘惑も多く消費が急に活発**になります。持ち家や車、ハイブランド商品など、個人的な消費が先行し、さらに最新機材など、物質的な欲求も次々と生まれます。

しかし、税金の納付などもあり資金繰りが厳しくなってしまうことがあります。そのため、**ある段階でお金に関する自由度が下がって**いき、幸福度も下がっていく傾向にあります。

このステージでは、**自分を律することが難しい、まだ職人脳が優位の歯科医は、資金繰りに苦労することになる**と思います。

その1億円、2億円のステージを超えてきた**3億円以上の歯科医は、投資活動が主体**となってきます。**消費行動はひととおり落ち着いて、**派手な買い物は控える傾向にあります。

年商1億円、2億円までの歯科医は、職人脳の割合が高く、労働集約型の働き方をして、欲しいものを買うという行動です。

3億円以上の人は、一通り好きなものは買ってやることはやったという経験もあります。そのため、消費よりも投資活動や運用に重点を置き、**お金を増やすことに注力**します。

POINT

職人脳は欲しいものを買う。
経営脳はお金を増やすことに投資・運用する。

STEP 32

資金調達

資金調達にはさまざまな場面があります。開業資金、事業拡大資金、運転資金などが想定されます。

個人事業で開院する歯科医は、資金調達を基本的に他者任せにする傾向です。たとえば、ディーラーから開業資金はいくらといわれたら、その金額で融資の金額を決めていきます。そして運転資金、必要経費など、提案されたとおりに組んでいくでしょう。

なぜかというと、**歯科医は、お金や投資、経営の教育を全く受けていない**ためです。

真面目な人が多いため、**資金調達は、単純に専門家に任そうと思う**のです。

そして、**個人事業主の歯医者にとって、手残りのお金は、自分のお金**という感覚です。そのため、資金を計画的に整えることが難しい段階なのです。**その日暮らしに近い**イメージで、**資金というよりは口座残高を見ているだけ**になっていることが現状です。

収益が多くなってきた**年商1億円規模の歯科医は、**資金を何に使うかが明確です。**自己中心的な考えで、機能的な価値を買うための資金調達**です。最新鋭、一点集中、豪華主義的な執着があります。

また、**1億円を超えている歯科医は、ほとんど医療法人化しています**。医療法人化すると自分の取り分は、役員報酬で年間決まってきます。月次の計画も立て、法人格に見合った余剰資金、内部留保資金も、しっかり考えていくようになるのが1

億円以上の歯科医です。この段階では少しずつ経営脳が発達してきています。

しかし、1億円、2億円規模の歯科医には注意点があります。

金融機関から、お金を借りてくれと売り込みがあるでしょう。何に使うかわからないけどとりあえず借りてくれということがあるかもしれません。現在は少なくなったと思いますが、昔はそういうケースが多かったようです。私の父も、「使うあてもないのにお金をいっぱい持ってこられた時期がある」と言っていました。

経営には、どんな業種であっても数値の上下動はあります。投資という考え方が欠かせません。その思考がないと、いらないときにも資金を作ってしまって、**本当に必要なタイミングに必要な運転資金が枯渇して、次の一手が打てなくなってしまう、そういうケースがあります。**

それは個人事業主や、1億円、2億円規模の歯科医の中で、職人脳の人の限界だと思います。

そのような経験も経て3億円を超える歯科医になると経営脳になっていることがほとんどでしょう。

経営における変革の波をどう乗り超えなければならないかという、自身の歯科医院の計画にあわせた、中長期的で俯瞰的な視点を有します。長期的な市場の変化に合わせた投資、運転資金、内部留保を考えています。

世の中の人口減少や、ＤＸ化の波なども踏まえています。

最近では新型感染症のような環境要因、自然災害等も含めたものに対する十分な備えとして、**あらゆる有事を想定して、資金調達に余裕を持って行っています**。

先の時代の背景を想定した上で、中長期的な投資計画を持って、資金調達を行うのが3億円以上の経営脳を持った歯科医の特徴です。

資金調達は、そのお金を何に使うこととイコールなのです。投資に対するアンテナを張って資金調達ができるのが、3億円以上の経営脳の歯科医だと思います。

その観点からも、**一つの銀行だけでなく、他の金融機関とも取引を行いながら、時代に合ったパートナーとして金融機関をコーディネート**しています。彼らのパフォーマンスを引き出して、彼らを使いこなす力があります。

それも仕事の一環として捉えているのが3億円以上の歯科医です。

不必要なお金は持たないのですが、十分に余裕を持って、資金計画を立てて運営するのが3億円以上の人の戦い方です。

POINT

職人脳は機能的な価値を買うための資金調達。
経営脳はパートナーとして金融機関をコーディネート。

STEP 33

設備投資

歯科医院の経営には、医療業界の中でも設備にお金がかかる分野です。そのため投資という視点が必要不可欠です。それには経営脳を発揮しなければなりません。歯科医院の規模感を考えた導入が重要です。

近年では、政府もDX（デジタル・トランスフォーメーション）など、デジタル化を推奨しています。時代の流れだからといって、最初の段階で、そこまで必要かということを考えなくてはなりません。**順次、計画的に導入していくことをお勧めします。**

一般的に、個人事業規模の歯科医は、設備投資を業界の標準で行います。

しかし、最近、開業する若い歯科医で、自動精算機を導入する場合がよくあります。最初の開業は、ユニット数も少なく、患者数もそんなに多くはないはずです。1日の患者数を想定すると、自動精算機よりも、運転資金の方が大事だと思います。

システムや機器は、常に機能が新しくなっていくため、必要な段階になった時に、最新で適切なものを導入することをお勧めします。

想定患者数や、スタッフ数が2桁を超えたら追加の設備を導入して、システムやコンピューターソフトに任せようという領域が出てきます。

年商1億円規模の歯科医になると、スタッフ数も2桁になり、設備も一流にこだわります。

1億円、2億円規模になると、**とにかく最新のシステムや設備を導入してから考える**という歯科医もいます。

私が思うに、**導入してから考えることは、その歯科医が困ることはあっても、助けになることはない**でしょう。無理のない設備投資が重要です。また、**最新が最適というわけではない**のです。

3億円以上の歯科医院を経営する歯科医は、経営脳を持ち合わせたことで賢くなっていますが、**それまでに失敗したという設備投資の経験**もされています。その段階が3億円以上の歯科医です。

さまざまな経験や情報から、**設備は費用対効果で判断**しています。無駄な買い物はしません。

経営は平坦でないですし、ずっと右肩上がりということもありません。

そういう経験を乗り越えてブランドを構築し歯科医院を育てている歯科医には、資産になるような情報と経験があります。

設備投資は、経験値の高い人からの情報が有効です。ディーラーやメーカーも成長している歯科医をよく知っています。そういう人を積極的に紹介してもらって見学に行って情報を得ることをお勧めします。

私も参考にすることとしては、目指している規模の歯科医院を見学に行きます。それを見て、自分もその規模になったらあの設備の導入を検討しようと思います。

POINT

職人脳はとにかく最新の設備。経営脳は費用対効果で判断。

STEP 34

マーケティング

マーケティングは、経営において重要な取り組みです。

近代マーケティングの父ともいわれるフィリップ・コトラーによると「マーケティングとは人間や社会のニーズを見極めてそれに応えることである。最も短い言葉で定義すれば『ニーズに応えて利益を上げること』となろう」と定義しています。

歯科医院においては、より**多くの患者のニーズに対応し、サービスを改善**していくことといえます。

職人気質が強い歯科医は、その日の患者の治療に集中し、市場やニーズに意識がない傾向にあります。

そのようなタイプは、個人事業の歯科医院が多く、マーケティング分析や競争の状況にはあまり注力していません。財務や人的リソースが限られているため、広範な市場調査など、マーケティング活動に投資することが難しい状況にあることも事実です。

競争が激しい市場においては、効果的なマーケティング戦略がクリニックの競争力を高めるために不可欠です。個人事業主の歯科医は、経営脳にシフトして視野を広げていく必要があります。

経営状態が成長してきた**1億円、2億円規模の歯科医は**、経営脳も発達してきています。

自らのビジネスが成長するには、**より競争的なマーケティング戦略を必要とすると気づいています**。

このレベルの歯科医は、自らの高い技術力を武器に、自院のブランドを確立し、患者を獲得しようとします。

既存のマーケット内での自院の位置づけを明確にし、競合他社との差別化を図ります。エリアマーケティングやコンテンツマーケティングなどを活用し、自医院がある特定の地域や顧客層に焦点を当てて、効率的に市場を開拓しようとしますが、**既存のマーケットで顧客を奪い合う**ことになっています。

一方、年商3億円以上の歯科医院を経営する歯科医は、独自のマーケティングを構築しています。

このレベルの歯科医は、**経営脳が発達し、さらに競争力を高めるため、新しいコンテンツを開発**しています。

一般的なマーケティング手法に頼るのではなく、独自のブランドアイデンティティを持っており、学べるような情報、エンターテインメント要素など、**新しい独自のマーケティング戦略を構築**しています。

POINT

職人脳は既存のマーケットで奪い合う。
経営脳は新しいコンテンツを開発。

STEP 35

情報収集

情報収集、つまり、さまざまなリサーチをすることは、歯科医院の経営において重要な要素です。

市場や業界の動向、トレンドを理解することは、ビジネスの持続的な成長と発展に不可欠です。また、競合の歯科医院のリサーチや洞察をすることは、市場での地位を強化するほか、患者のニーズに合わせたサービスの提供にも重要です。

さらに、地域や、ほかのビジネス環境など広範囲な情報も重要です。

しかし、**情報収集を、あまり実施しないとされるのが個人事業の歯科医**です。

その背景には経営スタイル、資源の限界もありますが、職人脳と経営脳の違いが関わっています。職人気質な歯科医は、**業界団体のみの情報に重点を置きます**。

日々の診療に忙殺され、長期的な戦略を立てる余裕がないことも一因です。

主な関心は、直接的な患者サービスの向上であり、それに関係ない情報にはあまり注目していません。


経営脳が発達してきた**年商1億円、2億円規模の歯科医は、**限られた時間とリソースを最大限に活用するために、**メーカーやディーラーからの情報提供を重視し**ます。

メーカーやディーラーを利用するメリットは、最新の製品や技術に関する専門的な情報を得ることと考えています。これらの情報源を利用することで、自ら市場リサーチを行う代わりに、クリニックの運営にかかる時間とコストを使うことに変換できていると思っています。

しかし、**業界関係者の情報だけのリサーチに留まっています。**


年商3億円以上の歯科医院を経営する歯科医は、広く様々な情報収集が重要と理解しています。高度な経営脳を持つようになった歯科医は、その情報を収集するため、**組織の内外にブレーンやネットワークを持ち、業界内外の専門家やコンサルタント、他の医療機関との広範なネットワークも持っています**。

業界や地域だけの情報収集だけでは足りないと考えているのです。

これら、さまざまなネットワークの関係性により、新しい市場の動向、技術革新、経営戦略に関する貴重な洞察ができます。

そのネットワークを活用して、市場リサーチや業界のトレンド分析も戦略的に行なっています。

組織の内外、業界内外に及ぶ広範なネットワークを通じて得られる情報やリサーチは、リスクを軽減し、市場の変化に迅速に対応するための基盤にもなっています。

POINT

職人脳は業界関係者からのみ情報収集。
経営脳は組織・業界内外にネットワークがある。

STEP 36

ステークホルダー（交友関係）

一般的に、ステークホルダーとは、株主、経営者、従業員、顧客、取引先、金融機関、行政機関、各種団体など、企業を取り巻く**あらゆる利害関係者を意味**します。

このようなあらゆるステークホルダーとの良好な関係作りを全方位的に構築することが、歯科医院の経営に大切です。

また、ステークホルダーは、ビジネス用語でもあるため、歯科医で意識している人は少ないと思います。

一般的な大学の教育課程と比べて、歯科医は専門職であるため、そのプロセスの中でしか交友関係の広がりがなかったと思います。

私立の歯科系大学では、親族が歯科医院を経営しているケースも多く、伝統的にも狭い業界の交友関係の中で過ごしていると思われます。
そのため、同業者のみとの交友関係に疑問も持っていない人が多いでしょう。

このような歯科医を取り巻く状況があるため、**個人事業の歯科医は、交友関係が極めて狭い**といえます。同級生、先輩や後輩の歯科医、という状況でしょう。また、先生や歯科関係の学会、歯科医師会などの人との関係を交友関係と思っている人もいるでしょう。また、それ以上に広い交友関係を必要としていない人もいます。現状に疑問を持っていません。

一方、年商1億円以上規模になると、**自由診療を受ける患者の中には、社会的な地位や、身分が高い人が出てきます**。1億円、2億円規模の歯科医は、**ステータスに魅力や憧れを持つ**ことがあるため、そのような交友関係を広げようとします。自身の歯科医院のスタッフにも高度な能力を求める傾向があります。

それが、自分や自身の歯科医院のブランドにつながると信じています。

しかし、**それは一方的であり、特定のステークホルダーだけを見ている**こととなります。

年商3億円以上になると、ステークホルダーの重要性を理解し、あらゆるステークホルダーに対し、歯科医院としての姿勢を明文化するなど、関係の強化を掲げることもあります。

また、**自分もステークホルダーの一人であることを認識**しています。そのため、社会的な場では、歯科医院にとってのステークホルダーである自覚を持って、**他のステークホルダーとつながることが大切**と意識しています。

まさに、あらゆる利害関係者を意味する**ステークホルダーとの関係構築が、シナジー効果を生み出し、未来への投資につながる**と考えています。

POINT

職人脳は交友関係が狭い。
経営脳は他のステークホルダーとつながることを重要視。

STEP 37

取引先

歯科医院の取引先には、主にディーラーやメーカーがあります。

個人事業や年商1億円2億円の歯科医院と、3億円以上の歯科医院では、それぞれ取引するスタイルや位置付けが違います。

個人事業の歯科医にとっては、取引先というより、**必要な材料を購入するお店**というような位置付けでしょう。そのため、ディラーや歯科材料の会社と、物のやり取り、つまり仕入れの機能になっているでしょう。当たり前でもあるのですが、それ以上のコミュニケーションの必要性を感じていません。

高度な機器を導入している段階の1億円、2億円規模の歯科医は、取引先に情報の共有を求めています。

単に必要なものを購入するのではなく、最新・最善の機器や、有効な情報を提供してくれることによって、購入することを考えます。

例えるなら車のディーラーと客のような、**自分は、いい顧客であるという立場で、取引先であるディーラーやメーカーを利用しようとします。**

一方、取引先に対して、**歯科業界や市場を一緒に考えて構築していく、総括的で対等なパートナーと位置付けるのが3億円を超えた歯科医**です。この考え方も経営脳にシフトしているからといえます。

歯科業界以外の取引先とも情報交換し、パートナー目線で付き合っています。経営に直結する要件は、その情報や鮮度が重要なのです。

例えば、不動産情報や、M&A、人材情報も含め、**単なるモノの提供者と購入者ではない関係性**が構築されています。

取引先であるディーラーやメーカーなどからしても、この歯科医は、いい情報を持っていると認識されています。そのような人と一緒に、成長・繁栄できる歯科医院と共に歯科業界に貢献していきたいのです。

ディーラーやメーカーなども、ただ材料や機材をやり取りするだけの歯科医院は、ネット通販と同じように扱われていると感じているでしょう。

POINT

職人脳は取引先を単なるお店のように扱う。
経営脳は対等なパートナーと位置付けさまざまな業種と付き合う。

STEP 38

デジタル施策

歯科医院におけるデジタル技術の導入は、診療の効率化、患者の管理、診断の精度向上、マーケティングなど、多くのメリットをもたらします。現代では、必要不可欠な投資といえます。

歯科医院の規模によって、デジタルへの投資額が違うことは当然ですが、患者の目線で見ると、一般的なレベルのデジタル化がされていない歯科医院には不安を持つ可能性があります。

個人事業の歯科医は、その投資に制約を感じている場合が多いでしょう。この規模のクリニックは、経営資源が限られているため、大きな投資を行う余裕が少ないことも事実です。

また、職人脳が優位であるため、**デジタル化への移行には消極的な傾向**もあります。

長期的な経営よりも、日々の業務に焦点を当てがちです。直接的な患者ケアへの価値が高く、技術革新への必要性を低く評価することがあります。

一方、年商1億円、2億円規模の歯科医は、業界における最新技術やデジタル革新に強い関心を持っています。

経営脳と職人脳のバランスの過渡期でありながら、デジタル技術という新しいものには、職人脳が強く出てしまいます。

新しいデバイスやソフトウェアがもたらす可能性に魅力を感じ、それを導入することで業界のリーダーとしての地位を確立しようとします。

しかしその投資効果を評価することには関心が低い傾向にあります。

デジタルなどの技術革新が、経営も含めた全ての問題を解決する鍵であるという、誤った信念を生み出すことがあります。

年商1億円、2億円規模のデジタル施策への投資は、適切な計画と効果測定が伴うことが重要です。

デジタル施策の導入に際して、費用対効果の分析を行い、長期的なビジネスの成長と利益の最大化を考慮しているのが、年商3億円以上の歯科医院を経営する歯科医です。

このトップ1％レベルの歯科医は、経験が豊富で経営脳が強く働いています。デジタル施策にもビジネス全体の効率化、収益性、競争力の強化を重視する姿勢を貫いています。

アナログ手法とデジタル技術の両方の利点を理解し、それぞれの優位性を状況に応じて冷静に評価しています。

経営脳に基づいて長期的なビジネスの成長を考え、デジタル施策についても選択を行っているためです。**新しい技術に盲目的に飛びつくのではなく**、その効果を慎重に評価し、自医院の特定のニーズと目標に合わせて、適切な技術を冷静に選択しています。

POINT

職人脳はデジタルに消極的または過信しすぎ。
経営脳はアナログ手法とデジタル技術の両方の利点を理解。

STEP 39 コミュニティ

歯科医は、専門職になるために育ってきたため、学んできたプロセスの中で専門的なコミュニティの中にあるという背景があります。

そのため、**同業者とのコミュニティを重視することが多く**、業界団体、学会や研修会などのつながりは深い傾向にあります。そのような経緯があるため、**個人事業の歯科医は、極めて狭いコミュニティ内**にしか属していないといえます。

専門職を生み出すプロセスや状況が、業界のコミュニティを強くしていることも原因であると思います。職人気質なため、職人脳の考えだけで、自分の世界観を築いてしまっており、業界以外のコミュニティへ広げる必要性を感じていないでしょう。

一方、年商1億円以上規模になると、自身のブランドを広めるためにも、新しいコミュニティとの関係を広げます。

自身が**開業している地域の名士や実力者とのコミュニティに積極的に参加**します。それにより、地元のアッパー層や名士の患者も集まることがあります。

ただし、職人脳と経営脳のバランスでは、職人脳の方が優位の場合、広がるのはその限られた地域のコミュニティと、業界内の2つのエリアに限られてしまいます。

3億円以上になると、業界内でもトップ5%との関係をすでに築くことができているため、さらに、**投資的な攻めの姿勢で人脈作りを行います。**経営脳が発達したため、未来への投資となる関係性を重視します。

地域医療の連携、新しいビジネスや、ブランディングアイディアを生み出すようなきっかけにアンテナを張っています。経営をベースに、同じ思想を持ったさまざまなコミュニティもあるでしょう。

さらに、対人スキルに磨きがかかってくると、コミュニティの枠というものはなくなります。**クルマの運転免許証でいうところの限定解除のようなもの**ですね。

POINT

職人脳は業界内・地域内のコミュニティ。
経営脳は業界内外トップ5％と関係しコミュニティの枠がない。

STEP 40

出口戦略

個人的には、一番、力を入れたいテーマです。

当然、**人の命は永遠じゃない**わけです。本人がいつまで健康で現役でいられるか、また、どのように継承していくのか、社会的にも重要なことです。

医療インフラは、地域にとってなくてはならないものを支えている、歯科もその一翼を担っているという自覚が大切です。

最近見かけた閉院した歯科医院について感じることは、計画的ではなく、突然、閉められたケースが多く思います。

一般的に、歯科医院を開院する際、融資や機材のリースなどがあります。地域やテナントの更新もあり、さまざまなケースがありますが、金融機関からの融資の場合10～15年、機材などのリースは5～10年が多く見られます。

その返済計画などもあり、中長期計画で開院されるでしょうが、最初から出口戦略まで計画していることは少ないのではないかと思います。

開院して間もない場合や、個人事業の歯科医は、出口戦略を意識していない人が多いでしょう。将来の健康や、働ける期間を意識していません。その関係もあるのか、突然亡くなる歯科医が多い傾向にあります。

また、閉院するとしても、その時期を計画的に決めたわけでなく、経営状況が悪化し、それが続いてしまったことで存続できず閉院ということもあります。

ある日突然、歯科医院を閉めると何が起こるかというと、一つは、**患者が難民化**してしまいます。

そして**スタッフは、勤め先が急になくなり路頭に迷ってしまいます**。出口戦略を考えずに運営し続けた結果に起こってしまう、不幸な出来事だと思います。

年商1億円、2億円規模の歯科医も、収入がありながら、出口戦略を疎かにしがちです。現役時代に先行して支出が進み、本人の労働所得に依存しています。

その意味で、**年商1億円、2億円規模も、個人事業主規模の歯科医もあまり変わらず、老後の資金や出口戦略について備えが不十分**です。

出口戦略について、**年商3億円以上の経営脳を持つ歯科医は**熟考しています。たとえば、**事業の承継や、売却する計画を持っています**。

また、不労所得やキャピタルゲインなどの資産からも収入を得ることで、個人としても、引退時期をスムーズに迎えることを計画しています。現役時代から資産形成を重視し、不労所得を築くことで、老後の生活に対する不安を抱えることが少ない状況を築いています。

最も重要なことは、地域の医療インフラという役割を持続し、その将来へ発展的な橋渡しをすることです。

しげなが歯科医院は1977年に開院し、理事長は父の重永誠之が務めており、院長は勤務医から昇格した歯科医が務めています。

開業した歯科医が、永久にプレイングマネージャーでいることは不可能なのです。

POINT

職人脳は出口戦略を考えていない。経営脳は事業継承・売却を計画。

CHAPTER 5

自己実現
（ブランディング）

STEP 41

ブランディング

そもそも**ブランドとは**、何か？

フィリップ・コトラーは「個別の売り手、または売り手集団の商品やサービスを識別させ、競合する売り手の製品やサービスと区別するための名称、言葉、記号、シンボル、デザイン、あるいはこれらの組み合わせ」と定義しています。

ブランディングとは、「ブランドの価値を高め、顧客や取引先と社会全体に、自社と自社の商品やサービスを「独自のもの」として認識してもらい、他社と差別化を図る取り組み」です。

つまり、**歯科医院なら患者や医療従事者に選ばれること**です。そして独自の価値を出すことがブランディングです。

周りが開業しているから、そろそろいい年齢だからという思考で開業した歯科医や、個人事業主の歯科医は、ブランドを意識していない人が多いと思われます。このタイプの歯科医は、むしろ、周りの歯科医院と合わせようとする傾向にあります。

歯科業界は、歯科医の目線で成立しており、歯科医の立場に都合の良いサービスが多く展開されています。これは、虫歯を治すことがメインだった過去の医療事情もありますが、職人気質の人が多いことも一因でもあると思います。

個人事業規模の歯科医は、自分の歯科医院のブランディングに無意識であることが多い傾向があります。

それに対して**年商1億円、2億円を超えた歯科医は**、自分の**セルフブランディング**、つまり、**自分自身という個人をブランド化することに熱心**です。

自分の技術力はブランド力がある、ブランド力のある地域に開院しているなどの自負があります。

たとえば、歯科医院名やホームージを見ても名前や顔が、最もわかるように表示されているでしょう。街の看板も個人をブランディングしている人は、院長の顔が大きく出ています。

いうなれば、**属人性の高いブランディングは、職人脳の比率が高い1億円、2億円規模の歯科医に多い**と思います。

年商3億円以上になってくると、**ブランディングに、属人性はありません。**ブランディングを最大化できることも経営脳の考え方です。

ブランディングのベースはフィロソフィー、理念です。

ブランドというのは、概念や、哲学的・思想的なものの価値を高め、「独自のもの」として認識もらうことです。

属人的ではない、形ではない、ブランドとしての永続性ですね。

個人ベースでブランディングを行っているのは職人脳です。相手を立てる仕事の仕方ができるようになって、初めて自分以外の人たちを笑顔にできて幸せにできる。それが経営脳を持つ歯科医が考えるブランディングです。

100年、200年、子どもや孫の世代まで持続することを目指します、というような考え方で、患者、地域、スタッフを豊かにします、というようなフィロソフィーを構築してブランド化しているのが3億円以上の歯科医院です。

POINT

職人脳はセルフブランディング。
経営脳は属人性がないフィロソフィがベースのブランディング。

STEP 42

広告

医療機関の広告には規制があります。

マーケティングやブランディングと同様に、歯科医は、大学で学習する機会がありませんでした。そのため、専門的な知識がないことで敬遠する場合もあります。
また、医療の広告をするのは良くない、と考える先輩の歯科医がいる影響もあり、**広告に消極的な歯科医が多いことも事実**です。

しかし、広告が禁止されているわけではないですから、歯科医院を経営していく上では、リサーチやマーケティング、ブランディングの中で、重要な手法の一つです。

広告に充てる予算が潤沢でない、**個人事業規模の歯科医は、広告を実施しても埋没しやすい**傾向にあります。必要最低限の広告があれば良いという、職人脳が優位な思考です。

そのため、**業者から提案された伝統的な広告手法**（たとえば、地域紙への広告掲載やチラシ配布）をそのまま受け入れがちで、デジタルマーケティングやSEO、SNSを利用した手法はあまり使われません。

職人脳から経営脳への移行が進み、自身ブランドを確立するために積極的な広告を実施する傾向にあるのが年商1億円、2億円規模の歯科医です。

このレベルの歯科医は、特に競争の激しい市場において、高コスト構造に陥りやすい傾向にあります。

たとえば、美容系の広告手法に近いケースがあります。

それは潜在患者に対する独自のアピールポイントを作るために、自身のブランドやサービスの差別化が必要だからです。ターゲットに合った広告は、クリニックのブランド認知度を高め、市場での優位性をもたらすと信じています。

そのため、専門的な広告代理店の起用、高品質の広告素材の制作、デジタルマーケティングへの投資などコストが高くなります。**高品質の歯科医療サービスを提供し、それに見合った費用を設定していることから、広告のコストも高くなるのは当然と考えている傾向**があります。

すでに**強力なブランドを構築している年商3億円以上の歯科医院を経営する歯科医は**、口コミ患者とリピート患者の良い循環を生み出しています。この規模の歯科医院は、**失敗も含め、広告もさまざまな経験がある**ことから、高い経営脳を持っています。そのため、市場で自院のブランドが確立されており、効果的な広告戦略を講じています。その戦略は、ある意味、**自動的に好循環を生んでいる**傾向にあります。

POINT

職人脳は業者任せで高コスト。
経営脳は自動的に口コミやリピートの好循環を生み出している。

STEP 43

学歴・学位

日本人は、一般的に学歴や学位にこだわる人が多い傾向にあるといわれています。

社会に出て立派な実績を残していても、学歴コンプレックスを抱いていると思われる人に出くわすこともあります。

現在では、リカレント（Recurrent）教育や、リスキング（Reskilling）など、社会人になってから大学院に入学するなどして学ぶことを国も推奨しています。私も働き始めてから、経営を学び、ＭＢＡ経営学修士を取得しました。

歯科の業界では、厚生労働省が指定した大学の歯学部を卒業し、歯科医師国家試験に合格しなければ歯科医師になることはできません。歯科医師は全員、歯学学士の学位を有します。歯学のほかの学位では、歯学修士、歯科学士、歯学博士などがあります。

実は、**医師免許証、歯科医師免許証には、どこの大学を卒業したということは記載されていません。**

それでも医療の分野では、学歴や学位が、専門性や信頼性の質の保証と捉えられる傾向にあります。

さらに、高度な技術が必要とされる専門治療には、裏付けされる資格などが明記されていると、患者にとって安心できる要素となります。代表的な例ではインプラント治療などがあります。

また、**広告が可能な専門医の資格名には、口腔外科専門医、歯周病専門医、歯科**

麻酔専門医、歯科放射線専門医などがあります。

このような学歴や学位、資格などに権威として憧れる傾向にあるのが個人事業主で開業している歯科医です。歯科医の中で最も多いでしょう。

この状況は、大学で専門的な知識を学ぶ、いわゆる徒弟制度に近いスタイルのほか、職人的気質による職人脳の考え方が影響しているといえます。

職人脳の段階の歯科医は、学歴や学位が信頼性と専門性の象徴とみなして重視しています。

著名な大学でどんなに権威のある先生に習ったとしても、本人がその能力を持つことができるかは別なのです。

一方、**学歴や学位をブランディングに活用することが有効なマーケティング戦略と考えているのが年商1億円、2億円規模の歯科医**です。

この規模の歯科医は、自身がブランド力のある大学を卒業しているケースも多く、本人の技術力が高く評価されており、それを向上させることに熱心です。自らの歯科医院を1億円以上の規模まで成長させてきた自信もあります。そのため、さらに専門性の高い資格や認定を取得することにも積極的です。

1億円、2億円規模でも、経営脳の要素は限定的で、本人の技術力に依存し、全ては自分自身と自らのブランディングのために注力している傾向にあります。

自分自身の学歴や学位よりも、経営戦略が重要と考えるのが、トップ1％の年商3億円以上である経営脳の歯科医です。

経営脳を持つ歯科医は、自分の学歴や学位には依存しません。この規模の歯科医院は、その存在自体がブランドとなっているでしょう。

高学歴や高い専門性を持った歯科医を雇うことで、歯科医院全体の品質と評判を高めています。結果的に、学歴や学位の高い従業員が集まり、市場でのブランド価値が高まることで、患者からも信頼や忠誠心を得られています。

POINT

職人脳は学歴や学位に憧れる。
経営脳は高学歴や専門性を持った歯科医を雇う。

STEP 44 差別化

医療や歯科業界では、ある意味、差別化に消極的な人も多く見られます。

それは、経営と同様、大学などでマーケティングやブランディングについて学ぶ機会がなかったことが一つの理由でもあります。また、医療サービスが広告などで差別化することは「悪」という考えや、周りの同業への配慮、目立つことがカッコ悪いと思い込んでいる、などもあります。

そのため、開業したばかりや、個人事業の歯科医は、周囲の歯科医や業界の動向に合わせて行動する傾向にあります。**差別化よりも、目立たないように、みんなの流れに合わせることを重視**しています。

また、何年も個人事業を続けている歯科医は、職人脳のままで、むしろ**他の歯科医たちが行っていることに合わせることで、安心感を抱いている**という傾向もあります。

技術力や最新設備で順調に売り上げを伸ばし、**1億円、2億円規模になった歯科医は、ほかの歯科医との差を明確にしようと試みています**。最新の設備を導入し、自信を持った高い技術レベルと、接遇サービスを提供しています。

経営脳も発達しつつありますが、職人脳の方が優位で、最新の歯科に関する機材への投資には積極的です。

それが差別化と考えていますが、患者にとっては、あまりにマニアックで、理解しにくい場合もあります。

経営脳が発達している歯科医は、文化的なレベルでの差別化を追求しています。

たとえば、人材の品質や接遇のレベルは、歯科サービスを超えて、高度なサービス業のレベルを追求しています。

院内の環境では、掃除が行き届いているというレベルではなく、予防清掃という考え方です。

彼らは、**常に改善や成長を意識しており、その取り組みが自然に行われることによって、差別化が自動的に進んでいます。**それがトップ1％の3億円以上の歯科医院を運営する経営者の行動です。

POINT

職人脳は周りに合わせて差別化しない、
または自分自身を明確に差別化する。
経営脳は文化的なレベルでの差別化が自動的に進んでいる。

STEP 45

人付き合い

人付き合い、つまり、コミュニケーション能力は、歯科医にも重要な要素です。

しかし、医療・歯科系大学では、対人スキルを磨くことやそのプロセスなど教えていません。

その影響もあってか、**患者との付き合いが苦手な歯科医が多い**と感じます。

当院のアンケートでは、他の歯科医院から来た患者の7〜8割ぐらいが歯科医に対して良い印象を持っていませんでした。その結果からも人付き合い、対人スキルが低いことが浮き彫りになっています。

その内容は、「先生が話を聞いてくれない」「一方的な説明に終わっている」などがあります。コミュニケーション能力、対人スキルを磨く機会が与えられてこなかった弊害ともいえます。

職人気質の特徴に見られる、技術力があればいいと考えている歯科医は、対人スキルを磨く機会が少ないとみられます。また、患者とのコミュニケーションや人付き合いが苦手な歯科医が多い傾向です。

さらに、狭い業界内のみで人付き合いをしているため、対人スキルの向上に限界があるように思います。**知らない世界での人付き合いには消極的な人が多い傾向があるようです。**

高い技術レベルを持つ年商1億円、2億円規模の歯科医は、積極的でコミュニケーションが得意と自信のある人も多いでしょう。

そのコミュニケーション力の高さから、業界のトップ層との交流を求めています。

このレベルの歯科医は、技術的に高いレベルで勝負してきた人です。その経験から対人スキルが磨かれており、積極的に自分から行動します。クオリティの高いサービスを提供してきているため、高い水準の人たちとの付き合いを望んでいます。

業界内でトップ5%の成功を目指し、そこでの人付き合いで自分の価値を見出し満足しています。**専門職という職人脳の極み**でもあるといえます。

しかし、業界以外の関係性や知識には限界があります。

業界の枠を超えて人付き合いをするには、経営をはじめとした、さまざまなリテラシー、つまり、知識やスキルが必要になってきます。

年商3億円を超える歯科医院の経営者は、業界の内外における成功者と積極的にコミュニケーションを取っています。

特に、業界以外の人たちと、幅広い情報交換を活発に行い、対人スキルを向上させています。

もちろん業界トップクラスの人付き合いも保ちながら、**異業種だけでなく、政治・経済などさまざまな分野の人付き合いを広げています。**

POINT

職人脳は人付き合いが苦手、または業界内のトップ層で満足。経営脳は異業種・政治・経済などへ広げている。

STEP 46

クルマ

一般的な仮説ですが、**歯科医は比較的に高価なクルマを好む傾向にある**と思います。それは、職業柄、緻密な技術力が必要なため、クルマのメカニズムやデザイン、カスタマイズすることが興味につながっていると考えられます。私もバイクやクルマが好きで乗っています。

また、クルマは、歯科医に限らず、**高収入な職業の人にとって、ステイタスシンボルや、ストレス解消の趣味で選ばれている**かもしれません。

歯科医の中でも個人事主で開業している人は、基本的には、日常的に使用するために身の丈に合ったクルマを選ぶ傾向があります。通常のクルマで減価償却を活用して消耗品として購入します。金銭的な自由度が高くないため、特別なこだわりよりも、道具として車を自己所有しています。

一方、所有する**クルマにそれなりのブランド求めるタイプが1億円、2億円規模の歯科医**です。車の所有にステータス性が出てきます。所有欲や自己顕示欲、自分のブランドイメージに合ったクルマを購入します。このステージでは、医療法人化していることが多いため法人で所有します。

クルマには、自分や歯科医院ブランドとの釣り合いが取れているかを重要視します。

また、経営脳が発達してくる段階のため、節税が目的で高級車を購入する場合もあります。

ただし、高級車はリセール価格が急激に下がる傾向があるため、資産価値が脆弱な場合もあります。

年商3億円以上の歯科医は、クルマの購入を単なる所有やステイタスではなく、投資や資産形成に利用します。

経営脳が高度に発達した結果、**高級車の中でもリセール価格が下がりにくいものを購入**します。資産価値の高いクルマを持ち続けることで、お金の減少を抑えつつ投資としての意味合いを持たせます。

クルマにステイタス性だけでなく実利を求め、クルマの購入を資産価値の向上に繋げる考え方が特徴的です。

POINT

職人脳はステイタスシンボル、経営脳は資産価値で選ぶ。

STEP 47

エンパワーメント（個から組織のブランディング）

エンパワーメントは、ビジネスの分野で「権限委譲」と訳され、注目されています。

その背景には、変動性が高く、不確実で複雑な時代が到来していることがあります。また、少子高齢化が急速に進んだ日本では、人材が不足していることから、次世代のリーダを育成することが急務となっています。

歯科業界においても社会状況は同じです。しかし、歯科の世界は、このエンパワーメントが難しい構造にあります。資格制度により成り立っているためです。

歯科医は、患者に全てのことをできますが、歯科衛生士は、歯を削れません。歯科技工士は、口の中に手を入れることはできません。そのため、院長で歯科医の権限が強いのです。

そもそも自分に自信があって開業するでしょう。職業柄、職人気質で真面目な人が多い歯科医は、責任感も強いのです。**個人事業や、年商1億円規模でも歯科医院長ひとりの歯科医院では、全てを自分でやりたがる**傾向にあります。それには大きなリスクがあります。万が一、院長が病気や怪我をしてしまった場合、経営が成り立たなくなります。もちろん、患者にも迷惑がかかります。

歯科医院を経営していくには、**経営脳になり、個人から組織のブランディングを実施していくことが重要**です。院長以外の大きな柱となる人を育て、医院をブランディングしていく構造が必要です。

権限を委譲してエンパワーメントを実施している歯科医院は、年商3億円以上になっているといっても過言ではありません。つまり、経営脳になり、エンパワーメントをしないと、規模や年商は大きくならないのです。

POINT

職人脳は院長の権限は強くエンパワーメントが難しい。
経営脳は組織をエンパワーメントで拡大。

STEP 48

クレーム対応（組織の器の大きさ）

経営やコミュニケーションと同様に、クレームの対応方法も、大学では教わりません。それにも関わらず、クレームに対応する方法の正解は、誰も教えてくれません。経営は専門的に学ぶことができますが、クレーム対応には基本的な規則はありません。

日本では、お客様は神様というような考え方もあり、患者も同様に扱う歯科医院もあると思います。クレーム対応は、どの歯科医院でも関心の高い課題と思います。前提として教育されていないからできなくて当たり前なことは事実です。

しかし、**どんなことでもまずは謝罪すればいいということではありません。ビジ**

ネスとして対等に付き合う線引きが必要です。

クレームに対して個人事業規模の歯科医は、原因に気づかないことが多いと思います。自分は誠意を持って診療・治療を行なっていると思い込んでいる職人脳の段階になります。

歯科医の目線で歯科サービスを提供しているため、患者の目線で見ていない、患者の話をきちんと聞いていないために起こってしまう場合があります。

患者が怒っているが、なぜ怒っているのか原因が解らないということが起こっているでしょう。

同様に、年商1億円、2億円規模の歯科医も自分目線のため、これが最適なサービスだと、**患者のためだと押し付けてしまった結果、クレームに悩む**ケースがあります。

この段階は、自由診療の割合が高い歯科医院に多い傾向です。

治療内容によっては高額になる場合もあるため、患者との認識が違ってクレームに悩むことがあります。

クレームは今後も無くなることはないでしょう。

トップ1％の年商3億円以上になる歯科医院を経営する歯科医は、様々な経験を積んできています。その結果、**クレームをサービスに転換し、再発防止にも取り組み、クオリティを向上**させています。

私は、事務長になって、クレーム対応が主な仕事だった時もありました。

その場数を踏んだ経験から、クレームをサービスに転換できるように試行錯誤していきました。クレーム対応の経験を活かし、サービスの一環として歯科医院のシステムに導入しました。さまざまなガイドラインを学んで、研修を行なって応用しました。

私なりの経験からクレーム対応には3原則があります。

まず一つ目は、しげなが歯科医院の創業者から学びました。シンプルだけど大事な方法で、**相手の言うことをゆっくり聞いて、静かに話すことを心がけています。**相手がどんなに激高していても言い分がどんなに自分勝手でも傾聴する姿勢が大事です。やってはいけないパターンは共通しています。相手の話を途中で遮って自分の主張や正当性を話すのです。そういう歯科医は非常に多いです。

2つ目は、**逃げない姿勢**です。無料にするなどと逃げるタイプの歯科医も多いと思います。しかし医療人として責任とる姿勢がないと患者やスタッフに伝わってしまいます。反対に最初から戦う姿勢の歯科医もいます。最初から戦う態度のスタンスは相手を警戒させます。ニュートラルな姿勢で下からでも上からでもない対等な姿勢でゆっくり聞いて静かに話すことが重要です。

３つ目は、**段取りよく進めること**です。残念ながらクレームは無くなりません。なぜかというと相手がある話ですので感情や行動のコントロールができないからです。どんなビジネスでもクレームと無縁ということはないでしょう。

そのため、**クレームがある前提で備えておくことが大事**です。どんなことを備えるかというと、日々の診療の記録や金銭のやり取りなど履歴をいつでも確認できる状態にしておく事は重要です。たとえば、自由診療などはメリットデメリットを文章化して同意書で合意しておくなど、備えておくことと、着地点を想定しておくことは非常に大事です。

POINT

職人脳はクレームに気づかない、対応に悩む。
経営脳は再発防止に取り組み、サービスに転換。

STEP 49

ワークライフバランス

ここでいう**ワークライフバランスは、時間とお金を軸にした幸福度**で考えます。

個人事業規模の歯科医院は、収入や時間の自由度が限定的です。

時間のバランスを取るという意味では、人によってはフラストレーションを感じる可能性もあります。なぜかというと、**開業したばかりの歯科医は、正直、勤務医時代と比べて収入は同等か少し下がる可能性もある**でしょう。診療以外のことにも時間をとられるため、収入や時間の自由度には制約があります。

しかし、仕事に関する伸び代はまだまだあります。医院の運営と私生活を充実させるには、財務やマネジメントが重要です。

ある程度の経済的な成功を収めている**1億円、2億円規模の歯科医は、その代償として自分の時間が犠牲になることが多い**傾向にあります。

家族や個人の時間を確保するのが難しい状況です。ある意味では、**本人はそのワークライフバランスが良いと思っている**かもしれませんが、**家族の目線では不満**があるでしょう。

自由なお金があっても時間がないため、幸福度には影響が出ていると思われます。

年商3億円以上の経営脳になっている歯科医は、バランスの取れた状態を維持しています。

これまでに、時間の管理の難しさと重要さを経験してきているからです。経営脳になり、**持続的な歯科医院の運営のためには、ワークライフバランスに余裕が必要**なことを知っています。

自己の時間やお金を確保しつつ、家族との時間や家族の行事にも十分に参加できる状態です。また、自己の成長や、周囲からの相談やサポートにも余裕を持って対応できることが特徴です。

このステージでは、幸福度も高く、仕事とプライベートのバランスを良好に保てることができています。

しげなが歯科医院では、プライベートが満たされることで、仕事のパフォーマンスが発揮できるという発想です。

私たちは、ワークライフバランスではなく、「**ライフワークバランス**」と、しています。

私たちの業界は、どこの歯科医院も女性の比率が高いです。しげなが歯科医院も8割が女性です。そのため女性スタッフが結婚しても、お子さんを産んでも、育児中であったとしても、長期的に働けるように、スタッフファーストで、「ライフワークバランス」を考えた診療時間にコーディネートしています。

そして、患者が、しげなが歯科医院に行きたいという、先まで予約が取れないレベルへ、ブランドを強化することに力を入れています。他の歯科医院が、夜間や休日診療を行なっていても、私たちは私たち、というスタイルを崩さないように心がけています。

過去には、コンサルタントから、売上がこれだけ上がっているのなら、水曜日や日曜日も、開けましょうという提案もありました。

私は断固としてノーと言っています。

理由としては、先ほど述べたように、働けないスタッフが出てくる、水曜日も診療するなら、シフトを組まないといけなくなるためです。

たとえ1週間丸々開けたとしても、完璧にそこに人を配置できなくなります。そうすると稼働率が下がります。稼働率が下がると、休みの日に開けていても意味がなくなるのです。

そして、間違いなく院長、理事長である経営者が疲弊します。経営者が疲弊してしまったら、ビジネスの持続性がなくなって、長期的に発展しなくなります。院長も含めて、脳と、体を休める意味でも、診療時間というのは多くとりすぎないように、コーディネートすることもスタッフのワークライフバランスを考えて重要です。

POINT

職人脳は時間があっても時間を犠牲にしても幸福度が低い。
経営脳はワークライフバランスに余裕がある。

STEP 50

医院を企業へ

歯科医院を経営していくには、企業化するという視点が必要です。

初期の段階では、歯科医である院長の個性と技術力でスタートするわけです。この時点では、ほとんどの人が職人脳です。

しかし、その歯科医院の存在は、その**地域に医療インフラを一つ立ち上げるに等しい**わけです。地域にとってどうあるべきか、将来的にどのような形でその地域での医療を目指すべきかが重要です。

人は必ず年をとり、いつか寿命が来ます。あなたは医療インフラというものを町に一つ作るわけですから、それは簡単に始めて簡単に辞めていい類のものではないのです。勤務医が転職することとはワケが違います。しっかりと、その**地域に根ざ**

した文化になって継承していかなければならないのです。

個人の能力に依存した歯科医院では、属人性が高いですから経営リスクも高いです。企業化して経営の骨子のあるものへと転換していきながら、永続性のあるものにしていってほしいです。

それには、創業者である歯科医が医院を立ち上げる際に掲げた理念や、そのコンセプトを引き継ぎながら、次の世代に、**どのような形で事業を継承していくかを考えていることが大切**です。

院長の技術や、やり方よりも大事になってくるのは、一般企業と同じように、**歯科医院としてのフィロソフィーや在り方**です。**技術を引き継ぐだけではなく歯科医院としての志を継いで**、企業として受け継ぐ体質が必要になってきます。

一般企業の組織がそうであるように、バランスのとれた経営体質でなければならないわけです。

歯科業界の技術屋集団として歯科医院を立ち上げて、技術屋集団で終わるのではいけません。しかるべき経営のチームを作ってあげて、そして事業を次の代に渡すためのノウハウやシステムなども引き継げる体制を作った上で紡いでいく。そういう意識が、組織が大きくなるほど重要になってきます。

開業して年月を経れば経営脳になっていきます。そうすると多くの歯科医が気づくように、職人の技術だけで歯科医院を運営していくというのは非常に困難だということです。

経験値として積み上がってきている経営のノウハウは、受け継がれるべきものなのです。理念は変わらなくても、**時代に合わせて、戦略を柔軟に変化していきながら、その地域に根ざした医療を守っていくっていう責任**があると思います。

日本は、１００年、２００年以上の企業が世界一多い国です。日経ＢＰコンサルティングの２０２２年度版１００年企業世界編によりますと、創業から１００年、２００年以上を経過した企業の数を国別に調査したところ、日本は世界で一番多い結果と発表されています。

また、日本で一番古い会社は、大阪市で社寺建築を手がける金剛組が５７８年の創業で、１４００年以上の歴史を持つそうです。長く事業を続けてこられた理由には、技能と運営の両面の理由が考えられると研究者が述べています。技能面で大きいのは職人集団の存在、運営面では必ずしも直系のファミリーにこだわらなかったという特徴があると述べています。

このように、次の代に志を継いでいくことは、日本がおそらく**世界で最も優れた文化を持っている**と思うのですね。

歯科医院は、実は小規模でも潰れない組織ではあるのです。もちろん医療機関という特性もありますが、幸いなことに倒産件数は少ない傾向です。しかし、歯科医院の文化や、特徴が見えにくい歯科医院も多いのではないでしょうか？

次の世代にしっかりとバトンを渡していきたい。**地域から愛される歯科医院を一つの企業体**として捉えて、しっかりと**そのフィロソフィーや、コンセプトをブランディングしていく、地域に対して、しっかり発信していく**という、そういった意味での企業活動が必要です。

これは、お口の中だけを見ていたら決して手に入らないものです。そういった形でない、先を見据えた企業体としてのしっかりとした骨子を作っていきましょう。

POINT

初期には職人脳で個人の能力に依存。経験を経て経営脳になり、次の世代へバトンを渡す企業体になる。

おわりに

本書を選んでいただきありがとうございます。

あなたは、歯科医療の技術を磨いて開業を目指している、または歯科医院を運営されているでしょう。その情熱へ、新たな視点やインスピレーションを得るきっかけになっていれば幸いです。

この書籍で述べましたように、だれもが最初から経営脳で成功しているわけではありません。それぞれが、さまざまな壁に打ち当たり、その困難を乗り越えてこられた経験によって気づいています。

しかし、年商3億円以上の歯科医院は1%だということは事実です。年商1億円2億円規模までの歯科医院とには大きな壁があります。現在のご自身が職人脳の考